# 新编心内科疾病诊疗技术

XINBIAN XINNEIKE JIBING ZHENLIAO JISHU

◆ 王雪涛 主编

汕頭大學出版社

图书在版编目（CIP）数据

新编心内科疾病诊疗技术 / 王雪涛主编. 一汕头：
汕头大学出版社，2018.8
ISBN 978-7-5658-2930-7

Ⅰ. ①临… Ⅱ. ①王… Ⅲ. ①心脏血管疾病—诊疗
Ⅳ. ①R54

中国版本图书馆CIP数据核字（2018）第205841号

## 新编心内科疾病诊疗技术
XINBIAN XINNEIKE JIBING ZHENLIAO JISHU

主　　编：王雪涛
责任编辑：宋倩倩
责任技编：黄东生
封面设计：蒲文琪
出版发行：汕头大学出版社
　　　　　广东省汕头市大学路243号汕头大学校园内　　邮政编码：515063
电　　话：0754-82904613
印　　刷：廊坊市国彩印刷有限公司
开　　本：880mm×1230mm　1/32
印　　张：6.5
字　　数：162千字
版　　次：2018年8月第1版
印　　次：2019年3月第1次印刷
定　　价：38.00元
ISBN 978-7-5658-2930-7

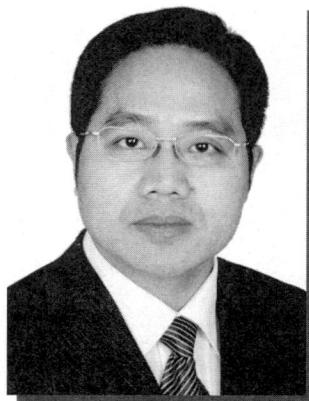

王 雪 涛

男，1969年11月出生，1994年毕业于滨州医学院临床医学系。现任济宁市第二人民医院心内科主任，副主任医师，副教授。山东省医师协会心血管介入医师分会委员。曾先后三次在北京阜外心血管病医院介入中心及临床进修和学习。

从事心血管内科医疗、教学和科研工作20余年，对冠心病、高血压病、心力衰竭以及心律失常等疾病的诊断和治疗具有丰富的临床经验。尤其擅长冠状动脉造影术、冠状动脉支架置入术和永久性心脏起搏器植入术，具有20多年的心血管介入诊断和治疗经验。在《中华心律失常杂志》《中国循环杂志》及《中国高血压病研究》等各级杂志上发表论文20余篇，承担市级科研课题6项。

# 前　言

　　随着中国社会老龄化的形成和生活工作节奏的加快，心血管疾病已成为危害人们身体健康的主要原因。近年来有关心血管疾病的诊断和治疗取得了巨大进步，每年都有大量的临床试验成果，国内外的专业委员会先后发表或更新发表了许多临床使用指南、专家共识和声明，对促进心血管疾病诊断和治疗的规范化起到了重要的推动作用。基础和临床研究的迅速发展，对疾病发生机制、病理生理和心脏电生理的认识明显提高，无创性检查技术和分子生物学、细胞生物学的发展，也使得我们对心血管疾病的诊治有了全新的观点。为了反映近年来心血管疾病的最新进展，更好适应临床工作者的实际需要，作者编写了《新编心内科疾病诊疗技术》一书。

　　本书介绍了常见心血管疾病及其并发症的预防，诊断和治疗，内容涉及临床常见心血管疾病如冠心病、心肌梗死以及高血压等，同时提出近年来对这些疾病诊治的新理论和新技术，还着重阐述了难以诊断和治疗的心血管系统疾病的治疗策略，而且对近年来开展的心血管介入治疗技术及相关并发症的防治进行了讨论。全书内容精炼，集专业性与实用性于一体，望能成为广大临床内科医师以及心血管病专科医师的参考用书，为进一步推进我国心血管病学科发展做出贡献。

　　由于编写时间仓促，知识经验水平有限，书中难免有不足之处，敬请各位读者批评指正。

王雪涛

济宁市第二医院

2018 年 4 月

# 目　录

# 第一章 冠心病概论

冠心病（coronary artery disease，CAD）是一种严重危害健康的疾病，其病理改变多为动脉粥样硬化，导致血管阻塞、狭窄，引起心肌缺血、缺氧。临床可表现为心绞痛、心肌梗死（myocardial infarction，MI）甚至猝死。冠状动脉粥样硬化起病隐匿，平时无明显症状，一旦出现临床急性并发症（不稳定型心绞痛、心肌梗死和猝死）即很难逆转。面对这一高发病率、高死亡率、对人类健康造成极大危害的顽疾，著名心血管权威 Eugene Braunwald 曾感叹："从死亡率和致残率而言，在美国和许多工业化国家，冠心病是唯一的最重要的疾病。"

长期以来，人们通过家系和同胞对的研究，发现冠心病有家族聚集的倾向。大规模流行病学资料显示，35％（近 1/3）的冠心病患者有家族史，阳性冠心病家族史可以使冠心病的发病危险增加 1.5～1.8 倍，而早发冠心病（男性在 55 岁前发病，女性在 65 岁前发病）家族史更是冠心病发病的一个独立危险因素。分子流行病学估计，冠心病的遗传度介于 40％～60％，尤其是早发冠心病的遗传度可达 63％，若个体在 46 岁以前罹患冠心病，则遗传的可能性将高达到 90％～100％。此外，冠状动脉的形态学结构与遗传也有一定关系。家系和受累同胞对的研究资料显示，左主干病变和近端冠脉狭窄具有一定的遗传倾向，而冠脉远端的狭窄病变却未显示和遗传存在关系。因此，探寻冠心病的遗传机制，从基因组水平找寻冠心病的病因，已逐步成为冠心病研究的前沿。

近年来，随着分子流行病学的被认识，大规模基因组测序技术的成熟，基因芯片和质谱技术等高通量基因分型平台的建立，以及国际人类基因组计划和国际人类基因组单体型图谱计划的实施和完成，带来了对疾病的新认识和新的研究动向，也为冠心病遗传学研究带来了新的曙光。2007 年底，美国心脏学会（AHA）发布了年度心脏病和卒中领域十大研究进展，涉及心脏遗传学、干细胞研究和冠状动脉介入治疗等领域。其中名列前二位的研究是在欧洲大样本人群中开展的二项有关冠心病的全基因组关联分析，结果揭示了数个与冠心病相关的遗传变异位点，并发现某些位点与冠心病的易感性，提示全面的基因分析可能从本质上提高对冠心病高危人群的识别能力。至此，冠心病基因组学研究在拉开序幕多年后，终于迎来了一个划时代的高峰。

**一、冠心病是一种复杂性疾病**（complex disease）

现代分子生物学认为，疾病是指机体内部信息储存和传递的紊乱，以及基因与环境之间关系的不协调。分子遗传学研究的深入，扩大了遗传病的概念，冠心病这一类复杂性疾病，过去认为与遗传不相关，现已被证明是多基因疾病，这类疾病的遗传不遵守孟德尔法则，是一种遗传倾向性与易感性，涉及基因的多个位点、多个基因或基因的调控网络，由多个微效基因的累加和某些环境因子的共同作用而致病。冠心病的发病机制十分复杂，遗传因素和高血压、高血脂、糖尿病、吸烟、高凝状态、肥胖等易患因素相互交织，共同促成了疾病的发生和发展。

从已经完成的人类基因组序列中发现，任何两个无关的个体，基因组序列 99.9％的部分相似，只有 0.1％的序列不同，而正是这些序列上的差异可以影响个体对药物的反应性以及个体对疾病的易感性。因此，研究基因组水平序列的变异与疾病的关系已经成为揭示冠心病等复杂性疾病遗传机制的第一步，将有助于探讨疾病的发病机制，阐明个体间患病的差异，为疾病提供预警诊断和个体化防治。

疾病易感基因研究离不开遗传标记，在迄今已经发展出来的三代遗传标记中，第一代遗传标记 RFLP 用于单基因疾病的定位就已经显得力不从心，用于多基因疾病定位则基本不可能。第二代的微卫星标记因有较高的多态性而被广泛地用于各种疾病的定位，但它的缺陷是精度最高只能达到 1～2 cm，这样宽的范围使克隆到单个基因的努力依然面临很大的困难，而且微卫星还存在诸如突变率高的问题。第三代遗传标记－单核苷酸多态（single nucleotide polymorphisms，SNPs）在基因组中分布均匀密度广，遗传稳定性高，易于自动化批量检测，某些位于编码区或调控区的 SNPs 可具有改变基因表达水平和表达产物的功能而直接致病，因此 SNPs 对疾病的早期风险性评估、早期诊断、预防和治疗等各方面具有特殊的应用价值。

　　晚近，随着对人类基因组序列研究和变异研究的深入，人们发现染色体上存在着连续、稳定、保守、几乎未被重组所打断的片断，称为单体域（Haplotype Block），本质上，个人的基因组是由单体域拼接而成。单体域内 SNPs 仅有少数几种组合方式，即 SNPs 单体型（Haplotype）。绝大部分的单体型信息可以被标签 SNPs（Tag SNPs）所捕获，标签 SNPs 是在关联分析中信号最强，最能够代表某候选基因或者染色体区段的多态位点。正是这些基因的 SNPs 及特定组合，可能是造成疾病易感性的重要原因。因此，应用 SNPs 单体型，全面的遗传变异研究可以简化为检测这些单体型及它所携带的各种变异与疾病表型的相关性，对多基因疾病的研究具有特别重要的意义。2002 年 10 月启动，2005 年 10 月完成第一阶段任务的"国际人类基因组单体型图谱（HapMap，Haplotype Map）计划"的目的在于绘制人类基因组上 DNA 变异组合的常见模式，用于帮助指导医学遗传学的实验设计和分析，寻找与疾病相关联的单体型，使更广泛的遗传关联性研究成为可能。

**二、冠心病基因研究的策略**

　　当前，冠心病基因研究大致可以分为连锁分析和关联研究两大类。这两类方法在实验设计、研究对象选择、采用的技术手段以及对结果的解释等方面均不相同。

　　（一）全基因组扫描（Genome-wide scan）和连锁分析法（linkage analysis）

　　采用覆盖整个基因组范围的遗传标记对多个冠心病家系或同

胞对进行全基因组扫描，通过遗传连锁分析，确定与冠心病连锁的遗传标记位点（定位于某一染色体区段内）。进一步在该区段内采用遗传标记开展精细定位，通过定位候选基因策略，最终分离、识别、克隆冠心病相关基因。该方法是从分析单基因疾病发展起来的，已经在单基因疾病易感基因研究中取得重大突破。目前，5 000 多个单基因疾病的相关基因已被定位，并已克隆出 1 500 个致病基因。定位克隆策略在单基因疾病上获得的成功促使人们将其应用于冠心病等常见的复杂性疾病。该方法的优点是有可能克隆到表面看起来和疾病没有明显关联的基因，一旦成功，往往昭示着一条新的研究途径的发现。但该方法比较烦琐，费时费力，即使连锁分析发现了与疾病相关的基因组区域，要从 10 Mb 左右的范围内确定具体的致病基因或位点仍然需要大量的后续工作。

MEF2A（myocyte enhancer factor 2A）基因是第一个受到广泛关注和争议的冠心病致病基因。在一个呈常染色体显性遗传的白种人冠心病家族中，Wang 等对其 13 名成员（其中 9 人为心肌梗死患者）进行了全基因组扫描，在定位区域 15q26 内发现了 MEF2A 基因，其第 11 外显子存在着 21 个碱基对的缺失突变。携带这种缺失突变的 MEF2A 基因转录至内皮细胞或平滑肌细胞会产生细胞质截留，导致转录活性降低，最终影响血管的渗透性，破坏内皮的完整性，导致冠心病/心肌梗死的发生。其后，Gonzalez 等在西班牙人群（483 名心肌梗死患者和 1 189 名对照者）中发现 MEF2A 基因第 7 外显子的 Pro279Leu 突变亦与心肌梗死独立相关（OR=3.1）。但也有争议性的报道，Weng 等发现在健康对照的加拿大人群中有0.15％携带 MEF2A 基因 21 碱基对的缺失，但由于该研究的1 521 名对照人群平均年龄仅为 46 岁且未行冠脉造影了解冠脉病变情况而受到其他研究的批评。2008 年初，CIRCU-LAION 发表的一项在德国人群中开展的大样本研究（＞1 700 名心肌梗死患者，1 021 名和 1 055 名两组对照人群），并未发现 MEF2A 基因变异和冠心病/心肌梗死之间存在相关性。

迄今为止，全世界已有七项较大规模的关于 CAD/MI 的全基因组扫描和连锁分析的研究报道。定位了数个可能与 CAD/MI 发病有关的染色体区段，发现了 AGTR2、SOCS1、ACSM3、GJA4、ALOX5AP、LTA4H、IL1A、IL1B、PROC 等数个可能的冠心病易感基因。其中规模最大的是在英国开展的 British Heart Foundation Family Heart Study，研究对象包括 1 933 个家庭的 4 175 名冠心病患者，但在统计学上却未获得 LOD（Logarithm of odds of linkage）值＞3 的结果。较有影响力的是 Helgadottir 课题组的系列研究，他们采用 1 068 个微卫星标记，在定位区域 13q12～13（LOD＝2.86）中，发现白三烯 B4（leukotriene B4）产生途径上的两个基因 ALOX5AP（5-lipooxygenase activating protein）和 LTA4H（leukotriene A4 hydrolase）与心肌梗死密切相关。随后，课题组应用另外 120 个微卫星标记在该区段对 802 名心肌梗死和 837 名对照人群进一步研究发现，ALOX5AP 基因定位于 13q12～13，其有 4 个标签 SNPs（SG13S25，SG13S114，SG13S89，SG13S32）组成的单倍型多态变异与急性心肌梗死（OR＝1.8）和脑卒中（OR＝1.9）显著相关。这一结果在随后的 Cleveland 心肌梗死人群及 Scottish 中风人群中被进一步证实。ALOX5AP 基因编码 5-脂氧化酶活化蛋白（FLAP），FLAP 是 5-脂氧化酶活化过程中重要的递呈者，两者相互作用最终形成白三烯 B4，而后者是调节活化白细胞的前炎症因子。此后，Helgadottir 课题组又在 1 553 名心肌梗死患者和 863 名对照人群的研究中，通过精细定位 12q22，发现具有 5～7 个 SNPs 标志的 LTA4H 基因单体体与心肌梗死相关，这 5 个 SNPs 分别为 rs1978331，rs17677715，rs2540482，rs2660845，rs2540475（在非裔美国人中还有 rs2247570 和 rs2660898）。在非裔美国人中，LTA4H 基因单体型与心肌梗死相关的 OR 值为 3.5，而在欧裔美国人中，此单体型基因型与心肌梗死相关的 OR 值为 1.2，说明 LTA4H 基因变异存在种族差异。该研究通过全基因组扫描发现了炎症通路上二个重要的不同基因与冠心病相关，现已发现一种小分子的 FLAP 阻断蛋白可同时阻断白三烯产物和 C 反应蛋白，是反映白三烯通路被抑制的重要生物学标志，在心肌梗死基因治疗方面具有重要的意义。

纵观上述研究，其基因定位克隆的结果均不一致，究其原因，可能的问题在于：①研究对象的种群不同；②研究家系的大小不同；③各研究对 CAD/MI 临床表型的入选标准不一致，患者的年龄介于 44～62 之间，可能对研究结果也有一定影响；④连锁分析所采用的统计分析方法和分析软件也各不相同。由于连锁分析受所采集家系的影响较大，如采用发病年龄早的家系（接近孟德尔方式遗传）或采用隔离人群（减少遗传异质性）或致病基因具有很高的外显率等，则研究的成功率较高。而复杂性疾病被认为是受到多个基因的影响，每个基因的作用都比较微弱，因此，连锁分析在寻找复杂性疾病背后致病基因的过程中收效甚微。

（二）关联研究法（association study）

面对复杂性疾病，连锁分析法由于仅对具有中等效应或主基因效应的易感位点有效而作用有限；关联研究法则由于对微效基因检出率高且能实现精确定位而突显优势。冠心病等多基因疾病研究的现状使人们再次重视候选基因关联研究法。

1. 候选基因和病例－对照关联研究法

该方法直接在一个人群中随机选取一组无亲缘关系的患者作为患病组（case），另选人数、年龄和性别匹配的健康者作为对照组（control），比较一个基因座的某等位基因在患病组和对照组中出现的频率，若存在统计学显著差异，结果可见于三种情况：①该位点就是致病位点；②该位点与致病位点间存在连锁不平衡（linkage disequilibrium）；③这种关联性是由于混杂因素造成的虚假联系，如遗传背景不同的人群混杂在一起造成的虚假联系。关联分析不需要分析大家系，而是比较一个或一组遗传标记（genetic marker）在患病组和对照组中的频率差异，直接研究基因变异与疾病表型之间的关系，直接快捷。但缺点是受相关疾病背景知识的限制，只能根据现有的知识罗列出候选基因，很难发现表面看起来与疾病没有关联的基因。

自 1992 年起，ACE 基因多态性和心肌梗死的相关性研究开创了冠心病候选基因关联研究的先河，数年来，许多学者对 ACE 基因变异开展了广泛探究，发现 ACE 基因 I/D 多态可能与心肌梗死和心肌肥厚的发病危险增高相关。此后，一些基因的多态位点被陆续发现与冠状动脉粥样硬化的发生相关，如：副氧酶、脂蛋白脂肪酶、肝脂肪酶等。2005 年 12 月 Mayer 等学者经 PUBMED 查询（关键词：myocardial infarction and association study，myocardial infarction and polymorphism，coronary artery disease and polymorphism）后发现，有关 CAD/MI 候选基因关联研究的报道有近 5 000 项，涉及 152 个候选基因的 329 个变异位点，其中，有 102 个基因的 192 个变异位点显示与 CAD/MI 的发病相关，且结果在二个独立研究人群具有可重复性。已有的大部分研究主要涉及肾素－血管紧张素系统，脂质代谢系统，炎症反应系统及凝血瀑布系统等。但是，汇总所有的研究发现，几乎所有的基因变异位点均有阳性和阴性结果报道，部分存在有差异、甚至矛盾的结论。

2. 全基因组关联分析（Genome-wide Association Analysis，GWA）

随着基因芯片、质谱分析等高通量基因分型技术平台的发展，使得基因分型的成本不断下降；同时，随着 HapMap 计划的完成，使得人们对基因组水平的 SNPs 分布和相互之间的连锁不平衡有了全面的了解，在此基础上在大规模人群中对比较大基因组范围上的标签 SNPs 位点进行基因分型成为可能，结果将有助于研究细胞内基本的遗传作用网络，为充分认识复杂性疾病的机制奠定基础。

早期，有两项全基因组关联研究较引人注目。Ozaki 等在日本心肌梗死患者和正常对照人群中检测了 13 738 个基因的 92 788 个 SNPs，其中 1 491 个为非同义 SNPs，发现一个染色体区段 6p21，经定位后发现 LTA（lymphotoxin-α）基因，其有 5 个 SNPs 组成的单体型。进一步开展病例－对照研究（1 133 名心肌梗死患者和 1 878 名对照人群），发现 LTA 基因与心肌梗死呈强相关（OR＝1.8，P＝3.3×10⁻⁶），其第 1 内含子的 G252A 变异可影响基因的转录活性，第26位密码子 Thr26Asn 多态可影响血管黏附分子1（vascular cell adhesion molecule1，VCAM1）和选择素 E（E-selectin）的表达，在超早期引发炎性反应，并具有致动脉粥样硬化作用。随后，Ozaki 等又发现 LTA 的关键性配体 LGALS2（galectin-2）基因在心肌梗死中同样具有重要意义。研究调查了 2 302 例日本心肌梗死患者和2 038 例对照人群后发现，LGALS2 基因第1内含子的 C3279T 多态可导致其转录活性降低，有效降低心肌梗死的风险性（$RR=0.4$，$P=2.6×10-6$）。这些研究不但验证了炎症反应在心肌梗死和冠脉病变中的重要地位，还阐明了炎症因子及其配体在疾病的发展过程中可能发挥协同作用。

Shiffman 等在美国人群中开展全基因组关联研究，对 6 891 个基因的 11 053 个 SNPs（其中非同义 SNPs 达 7 946 个）进行了检测。心肌梗死患者的平均年龄为 62 岁。共发现 4 个基因与心肌梗死有关，分别是：palladin 基因（MIM608092），编码一种细胞骨架蛋白（$OR=1.4$）；ROS1 基因（MIM165020），编码一种酪氨酸激酶（$OR=1.75$）；两种 G 蛋白偶联受体基因：TAS2R50（$OR=1.58$）和 OR13G1（$OR=1.4$）。随后，在一项早发心肌梗死（平均年龄 48 岁）的研究中，Shiffman 等扫描了 11 647 个 SNPs，再次发现 2 个重要的相关基因：VAMP8 基因，调节血小板脱颗粒（$OR=1.75$）；HNRPUL-1 基因，编码核糖核蛋白（$OR=1.96$）。但以上研究均未对上述基因的 SNPs 进行功能性评估。

英国威康信托基金会疾病控制协会（（Wellcome Trust Case Control Consortium，WTCCC）联合英国境内 50 个研究机构，应用 Affymetrix 公司提供的 500K 基因芯片（包含 500，568SNPs），开展了迄今为止最大规模的全基因组关联研究。研究对象包括 7 组、每组 2 000 例患有不同常见疾病（双向性情感障碍、冠心病、克罗恩病、高血压、类风湿性关节炎、1 型和 2 型糖尿病）的患者和 3 000 名健康对照者，共计 17 000 例欧洲白种人的血样。研究结果揭示了七大疾病的复杂遗传根源，其结果不但证实了以往发现的基因位点，还发掘出可能与疾病相关的新基因。在冠心病领域取得的主要研究进展是发现染色体 9p21.3 区段 rs1333049 与冠心病呈强相关（P＝$1.8 \times 10^{-14}$）。这个区段中有二个重要基因的编码区，这两个基因分别是 CDKN2A（编码 p16$^{INK4a}$）和 CDKN2B（编码 p15$^{INK4b}$），属 cyclin 依赖的激酶抑制剂，在调控细胞周期过程中发挥重要作用，特别是 CDKN2B 基因的表达受 TGF-β 的诱导，而 TGF-β 信号通路在人类动脉粥样硬化发生过程中起一定作用。此外，rs1333049 附近区域还发现有个 MTAP 基因，编码甲基硫代腺苷磷酸化酶，参与聚胺代谢，对腺嘌呤和蛋氨酸的生成有重要作用。MTAP 基因可以在多种组织器官中表达，包括心血管系统。

随后，Samani NJ 等利用 500K 的 Affymetrix 基因芯片，对英国 WTCCC 研究和德国心肌梗死家庭研究（875 名心肌梗死患者和 1 644 名对照人群——患者至少有一名一级亲患有早发冠心病）这两项 GWA 进行联合分析。两项研究同时发现三个与冠心病呈强相关的基因位点：染色体 9p21.3（rs1333049），6q25.1（rs6922269）——此区域位于 MTHFD1L 基因（methylenetetrahydrofolate dehydrogenase 1-like protein）的内含子区，2q36.3（rs2943634）——在此区域只有一个假基因（ENSG00000197218）。综合两项研究还发现 4 个基因位点可能与冠心病相关：1p13.3（rs599839）——此区域包括编码富含脯氨酸蛋白的 PSRC1 基因，1q41（rs17465637）——此区域包含 MIA3 基因（melanoma inhibitory activity 3），10q11.21（rs501120）——此区域位于 CXCL12 基因（stromal-cell-derived factor 1 precursor）下游 100 kb 处，15q22.33（rs17228212）——此区域位于 SMAD3 基因的内含子。SMAD3 是一种转录因子，其活性受转化生长因子 β（TGF-β）和活素受体样激酶 1 的调节，可能与调节内皮功能有关。

### 三、冠心病易感基因研究模式的转变

由于冠心病/心肌梗死的病理生理过程主要涉及脂质在动脉内膜、内皮下堆积，血管内皮损伤或功能障碍，血管壁炎性反应，

易损斑块破裂出血及血栓形成这四条通路途径，近期一些全基因组分析和特定基因的大规模分子流行病学调查揭示了某些基因在这四条通路途径上相互作用或与环境因素交织作用，共同构成了冠心病/心肌梗死的易感性基础。冠心病易感基因的研究模式逐步转变为分析基因家族、生化通路和系统中多基因的相互作用，识别基因的调控网络和致病基因的生物学途径。

（一）脂蛋白的加工

氧化修饰的低密度脂蛋白（LDL）通过清道夫受体被巨噬细胞吞噬，后者转化为泡沫细胞，导致脂质大量沉积于血管内皮下层，形成脂质条纹，这是动脉粥样硬化形成过程的关键性步骤。在高脂血症患者中发现的 LDL 受体缺失可导致脂质代谢紊乱，促进动脉粥样硬化，是冠心病的高危因素。近年来，PCSK9 基因（proprotein convertase subtilisin/kexin type 9）被认为是控制血浆 LDL 水平的主要基因。PCSK9 是一种丝氨酸蛋白酶，可调节低密度脂蛋白（LDL）受体，对血浆 LDL 水平起决定作用。PCSK9 存在多种错义突变，如 R46L，S127R，F216L，D374Y 等，可导致高胆固醇血症及 LDL 受体缺失，因此与冠心病相关。Cohen 等最先发现 PCSK9 基因的无义突变 Y142X 和 C679X 可降低血浆 LDL 水平。对 PCSK9 的 9 个外显子和邻近的剪切位点测序发现其序列存在较大变异性（0.2%～34%），可能与调节血浆 LDL 水平有关（最高可降低血浆 LDL 水平 49%）。动脉粥样硬化风险社区研究（the Atherosclerosis Risk in Communitites，ARIC）对 3 363 名非裔美国人及 9 524 名欧裔美国人进行长达 15 年随访后发现，PCSK9 基因的 Y142X 和 C679X 突变在非裔美国人的发生率为 3%，R46L 突变在欧裔美国人中发生率为 3.2%。这些变异与冠脉事件（包括冠心病相关性死亡，急性心肌梗死，血运重建）显著相关。血清 HDL 水平降低也是心肌梗死和冠心病的独立危险因素，亦是一个内表型（endophenotype），具有不同的基因变异基础。目前已发现 ABCA1，APOA1，LCAT 三个基因外显子的非同义多态与血浆 HDL 水平降低密切相关。其他基因，例如 CETP 基因与

HDL 水平的关系尚待进一步探究。

（二）内皮的完整性

内皮的完整性是影响心肌梗死和冠脉病变的重要因素，内皮细胞损伤可促进炎性细胞向内皮下迁移，同时引起血管平滑肌增殖异常和凝血系统失衡，诱发血栓形成。Topol 等利用高通量基因芯片技术，对 352 名美国早发冠心病患者和 418 名对照人群的 62 个候选基因的 72 个 SNPs 进行检测后发现，细胞外间质的血小板结合蛋白（thrombospondin）家族与早发心肌梗死相关，其中血小板结合蛋白 4（thrombospondin-4，THBS4）基因的 A387P 错义突变与心肌梗死显著相关（OR＝1.89，P＝0.002），A387P 错义突变可影响钙离子的黏附和内皮细胞的连接增殖，并激活中性粒细胞。而前文所提及的 MEF2A 基因也是一个与内皮完整性有关的基因。

（三）血管炎性反应

多项功能研究已证实，血管炎性反应在冠心病中具有重要作用，大量炎性细胞聚集于易损斑块，可导致斑块破裂出血，引起急性冠脉事件。除了前文提及的 Ozaki 和 Shiffman 研究结果外，Swanberg 等发现 MHC2TA 基因，一种多组织相容性抗原因子基因的 A168G 多态与三个以炎症反应为主要特征的疾病（风湿性关节炎，多发性硬化症和心肌梗死）密切相关。Yamada 的研究发现，stromelsyin-1 是一种位于动脉血管壁的关键性金属蛋白酶，其基因的 5A-1171/6A 多态与女性心肌梗死的发生密切相关（OR＝4.9）。Kardys 等在鹿特丹研究（the Rotterdam Study）中发现携带 CFH（complement factor H）基因 Y402H 变异患者的心肌梗死 OR 值是对照组的 1.8 倍。CFH 基因的 Y402H 变异是引起老年性黄斑变性（AMD）的主要易感因素，提示不同疾病可能具有相同的基因易感性基础。

（四）血栓形成

在一项大规模的冠心病回顾性研究中，Ye 等荟萃分析了既往 191 项研究（共计 66 155 名冠心病患者及 91 307 名对照人群），发现凝血因子 V（factor V）基因的 G1691A 多态（又称 Leiden 突变）和凝血素（prothrombin）基因的 G20210A 多态促进凝血酶生成，是冠心病的独立危险因素，两者与冠心病相关的 RR 值分别为 1.17 和 1.31。此外，多种血小板糖蛋白受体（VAMP-8）基因及纤维蛋白溶解酶原激活物抑制剂-1（PAI-1）基因也证实是冠心病和心肌梗死的危险因素。Yamada 等利用高通量荧光探针基因芯片技术对 2 819 名日本心肌梗死患者和 2 242 名对照人群的 71 个基因 112 个 SNPs 进行扫描（这 71 个基因之前均被报道与心肌梗死相关），发现在男性心肌梗死患者中，间隙连接蛋白 37（connexin 37）基因的 C1019T 多态具有重要意义（OR＝1.4）。间隙连接蛋白 37 是维护内皮细胞屏障的重要连接蛋白，可防止血细胞渗出和 LDL 的渗入，并且与血小板的形成有关。纤溶酶原激活物抑制物 1（plasminogen-activator inhibitor type 1，PAI-1）基因的 4G-668/5G 重复多态和金属蛋白酶基质分解素 1（metalloproteinase stromelysin-1）基因的 5A-11716A 重复多态与女性心肌梗死患者显著相关，OR 值分别为 1.6 和 4.9，研究证明心肌梗死风险的遗传模式存在性别差异。

**四、高血压与动脉粥样硬化**

高血压是最常见的心血管疾病之一，它的临床危害主要通过导致动脉粥样硬化而损伤心、脑、肾等靶器官。动脉粥样硬化是血管壁受损后的一种反应性变化，它的发病机制近年来普遍接受 Ross 的损伤学说。多种心血管危险因子如高血压、高血脂、高血糖、感染等通过各种机制引起血管内皮的损伤，发生内皮通透性和黏附性的增高，凝血、纤溶功能的改变，释放多种细胞因子等，从而引发了由内皮细胞、巨噬细胞、淋巴细胞、平滑肌细胞等多种细胞参与的动脉血管的慢性炎症过程。众多研究证明，内皮细胞损伤是动脉粥样硬化的重要始动环节。

血管内皮不仅仅是血流和血管壁之间的屏障结构，更是人体最大的内分泌、旁分泌器官，它通过合成和释放几十种血管活性物质，包括一氧化氮、内皮素、自由基、组胺、缓激肽、黏附分子、组织纤溶酶原激活物、肝细胞生长因子、血管紧张素转化酶、前列腺素、白三烯等，使血管保持正常的内膜结构、调节血管张力、维持凝血和纤溶系统的平衡、抑制血小板聚集、抑制炎性细胞与血管内皮细胞间的黏附以及调控血管平滑肌生长等，具有重要的生理功能。内皮细胞功能受损可使血管舒缩异常、张力增加，血小板黏附、聚集，血栓形成及动脉中膜平滑肌细胞增殖等发生一系列病理反应。高血压与血管内皮功能受损密切相关，动脉内皮损伤后内皮细胞分泌的血管活性物质又与动脉硬化的发生发展有密切关系。因此，高血压可以通过机械力刺激及细胞因子等引起内皮功能障碍，而引发动脉粥样硬化。

　　高血压患者（尤其是老年患者）血流动力学变化主要体现在收缩压和脉压上，在许多刺激内皮细胞的因素中，最重要的生理调节即是剪切应力和搏动性血流，收缩压反映血流对血管壁的剪切应力，脉压同时反映了剪切应力和搏动性血流的大小。高血压患者血管壁所受压力增大，管壁弹性纤维容易疲劳和断裂，非弹性成分增生，动脉壁增厚，僵硬程度增加，血管的张力增加。不论是单纯动脉壁张力增加，还是动脉壁增厚，都会导致动脉弹性降低，以致脉压增大。加之高血压状态下血管痉挛、收缩引起的内皮细胞缺血、缺氧，加重了内皮功能的损害，导致其释放的血管舒张因子（一氧化氮 NO）和收缩因子（内皮素 ET 等）之间的平衡被打破。内皮源性一氧化氮分泌明显减少，又可导致血管平滑肌收缩和血小板黏附聚集以及炎性细胞的迁移、黏附，血管平滑肌细胞增殖甚至纤维化，使血管阻力增加，结果使血压进一步升高，血压升高后又进一步损害内皮细胞，如此恶性循环。

　　血管舒张有两种形式，即内皮依赖性舒张和非内皮依赖性舒张。内皮依赖性舒张是指内皮细胞在生理性刺激下，如加压反应性充血时，内皮细胞释放舒张因子（如 NO），从而引起血管舒张，它依赖于结构完整和功能正常的血管内皮，当血管内皮细胞受损或脱落，该功能便减退或消失。非内皮依赖性舒张是指硝普钠、硝酸甘油等药物不依赖于血管内皮直接释放 NO 作用于血管平滑肌而引起的血管舒张。通常以采用高分辨率超声检测肱动脉血流增加诱发的内皮依赖性血管舒张和硝酸甘油引起的非内皮依赖性血管舒张反应。多项研究显示，高血压早期即可出现血管内皮功能受损，临床上高血压患者主要表现为内皮依赖性舒张功能下降，而内皮依赖性收缩功能增高。具体表现为 NO 产生减少和 ET 等物质增多。NO 的缺少使内皮依赖性舒张功能异常，阻止血管平滑肌细胞的生长和血小板的聚集，黏附能力下降，ET 增多时出现血管强烈收缩从而促进内皮细胞和平滑肌细胞增殖，两者间的失平衡使得动脉粥样硬化形成并进一步发展。

另外，高血压患者紊乱的血流及搏动性压力变化大对已经形成的斑块产生的易变切应力是导致斑块易破裂的主要原因之一。易变切应力可促进血管内皮细胞的黏附分子和趋化因子的表达，加重斑块纤维帽的炎性浸润和胶原降解，从而降低斑块的稳定性。而不稳定斑块的破裂、糜烂、血栓形成、斑块体积的增大又反过来增加切应力的易变性，又进一步加重了斑块的不稳定。

血管紧张素Ⅱ（AngⅡ）不仅调节水钠平衡和血管张力等，还与平滑肌细胞的迁移和增殖、增加血管炎症调节酶的表达等有关。AngⅡ至少通过两种特异的受体亚型（AT1 和 AT2）调节它的细胞内信号转导途径作用，是血管平滑肌系统的一种促进生长因子。AngⅡ可以激活磷脂酰肌醇 3-激酶（PI3-K），而 PI3-K 是血管平滑肌细胞增殖的必需因子之一，是细胞酪氨酸激酶受体激活的信号转导系统的重要成分，PI3-K 催化 3-磷酸化磷酸肌醇，是导致激活平滑肌细胞有丝分裂的关键媒介。AngⅡ还可以上调细胞内黏附分子-1（ICAM-1）、核因子-$\kappa$B（NF-$\kappa$B）等炎症介质的表达，加速 NO 降解，促进动脉粥样硬化形成。不仅如此，白细胞介素-6 和其他细胞因子在血管平滑肌也有表达，可引起单核细胞聚集，而单核细胞通过释放胶原酶、明胶酶等导致斑块不稳定，因此，AngⅡ还与斑块的破裂有关。高血压患者普遍存在肾素－血管紧张素系统的激活，升高的 AngⅡ增加了血管内皮细胞或内膜的通透性，促进炎性因子的分泌，加重炎症反应，抑制一氧化氮生成，并且促进内皮素分泌，增强血小板黏附聚集，导致血管内皮功能障碍。

综上所述的四条通路途径在冠状动脉粥样硬化和心肌梗死的发生、发展过程中是相互促进，相互交织的。如果内皮的完整性被破坏，巨噬细胞侵入和脂蛋白沉积会推动血管的炎性反应，最终导致易损斑块的破裂促进血小板聚集，血栓形成，导致冠脉事件的发生。在病理生理途径上的疾病基因研究不仅在于了解特定基因对冠心病的影响，还要探究在冠心病的发展中起主导作用的途径。高血压主要通过机械力刺激及血管紧张素Ⅱ等细胞因子使血管壁氧化压力增强，血管内皮分泌 NO 减少，并上调一些炎症介质的表达，如内皮素、血管紧张素、白细胞黏附分子、趋化因子、特异生长因子、热休克蛋白等损伤血管内皮细胞，使血管的损伤和修复因素失去平衡，这是高血压促发并加重动脉粥样硬化的主要机制。

当前，要确定影响冠心病等复杂性疾病的遗传因素是一个相对困难的问题，遗传位点的异质性、基因间的上位效应、低的外显率、表型的不均一性、拟型、基因－基因间相互作用、基因－环境间相互作用、不完善的统计方法等各种复杂因素在一定程度上阻碍了复杂性疾病的遗传研究。实际工作中最常见的问题是实验结果的不容易重复，一项与某个染色体区域或特定基因关联的发现，在不同人群中常常得到不一致甚至完成矛盾的结果。而且，目前对冠心病遗传学研究所得的数据也多为高加索白种人群，由于基因序列及序列变异研究强烈受到人种及地域的影响，因此，不照搬国外已有研究结果，利用中国人群丰富的遗传资源，组织前瞻性、全局性、战略性的研究，寻找我们自身冠心病易感基因的工作非常重要，不仅具有重要的科学意义，而且必将产生巨大的社会和经济效益。

相信随着对复杂性疾病认识的深入及新的研究手段的发展，冠心病的遗传背景必将得以日渐明晰。

# 第二章　冠心病的临床分型

冠心病的临床分型曾长期沿用 1979 年 WHO 制订的分类办法，根据冠状动脉病变的部位、范围、血管阻塞程度和心肌供血不足的发展速度不同，将冠心病分为五种临床类型：①无症状型冠心病（隐匿型冠心病）；②心绞痛型冠心病；③心肌梗死型冠心病；④缺血性心肌病型冠心病；⑤猝死型冠心病。

在心绞痛的临床分型方面，除习惯沿用世界卫生组织（WHO）的心绞痛分型外，较为流行的是采用 Braunwald 心绞痛分型。这两种分型各有所长，前者按心绞痛发作性质进行分型有助于理解心绞痛的发作特点和指导抗心绞痛的药物治疗，但医师初诊时常较难作出自发型心绞痛的诊断，实际上目前已将自发型心绞痛和安静型心绞痛划等号。此外，近些年来提出的一些心绞痛如梗塞后心绞痛和混合型心绞痛等，原 WHO 分型中未能体现。Braunwald 分型的优点是较为实用，医师初诊时易于作出诊断，其新的分型对不稳定型心绞痛的病情严重性作出划分，有一定的临床价值，然而在反映心绞痛的不同类型和机制以及指导抗心绞痛的药物治疗方面仍有不足。

## 一、以世界卫生组织分型为基本框架的现今心绞痛分型

（1）劳力型心绞痛：稳定劳力型心绞痛；初发劳力型心绞痛；恶化劳力型心绞痛；卧位型心绞痛（因发病机制有其独特性，可作为劳力型心绞痛的独立类型）。

（2）自发型心绞痛：单纯自发型心绞痛；变异型心绞痛。

（3）混合型心绞痛。

（4）梗塞后心绞痛（先按发作性质进行分类，然后在心绞痛类型前冠以"梗塞后"字样，这样即保持了以心绞痛发作性质分

型的特点，又包括了目前不稳定型心绞痛分型中的全部亚型）。

以上除稳定劳力型心绞痛外，均为不稳定型心绞痛范围（WHO），除去变异型心绞痛即 Braunwald 不稳定型心绞痛范围。

### 二、Braunwald 心绞痛分型

分为三型：①稳定型心绞痛。②不稳定型心绞痛。③变异型心绞痛。

1989 年 Braunwald 对不稳定型心绞痛进行了新的分类（表 2-1）。

在新的分类中 Braunwald 认为Ⅲ型较Ⅰ、Ⅱ型病情严重，ⅢC 较ⅢA、ⅢB 更高危。冠状动脉内新鲜血栓的检出率Ⅲ型高于Ⅰ、Ⅱ型，提示抗血小板和抗凝治疗在Ⅲ型患者中有更大的临床价值。

以上介绍了目前临床上常用的心绞痛分型。需要指出的是在使用 Braunwald 分型时，只笼统诊断不稳定型心绞痛而不标明亚型，这样反而不利于弄清心绞痛的发作性质和特点。因此也有作者认为只有注明亚型才能利于学术交流和体现其临床价值，同时还可达到与 WHO 分型相兼容的目的，如不稳定型心绞痛ⅠB 型＝初发或恶化劳力型心绞痛，ⅡB 或ⅢB 型＝自发型或混合型心绞痛等。

**表 2-1　Braunwald 的不稳定型心绞痛分类**

| | A. 有心外因素（继发性） | B. 无心外因素（原发性） | C. 心肌梗死后 2 周内 |
|---|---|---|---|
| Ⅰ. 初发或恶化劳力型心绞痛，无休息时发作 | Ⅰ A | Ⅰ B | Ⅰ C |
| Ⅱ. 1 个月内的安静型心绞痛 48 小时内无上述发作 | Ⅱ A | Ⅱ B | Ⅱ C |
| Ⅲ. 48 小时内的安静型心绞痛发作 | Ⅲ A | Ⅲ B | Ⅲ C |

注：将心绞痛不稳定化前药物治疗程度分为 3 类。1 从未经治疗的稳定性心绞痛开始发病。2 从接受药物治疗的稳定性心绞痛开始发病。3 心绞痛治疗已十分充分但仍发展至不稳定型心绞痛。

以上偏重于回顾性的分型方法历经二十余年的临床应用已不

能适应当前诊疗工作的需要。学者们更加重视结合病理变化特点进行分型，以便有预见性、针对性地选择恰当的治疗方案以提高疗效，降低死亡率。近年来提出的急性冠状动脉综合征（acute conoary syndrome，ACS）概念以粥样斑块病理生理特点为划分依据，将斑块稳定的胸痛作为慢性稳定型心绞痛，将斑块不稳定的胸痛作为急性冠脉综合征，根据心电图有无 ST 段变化，再进一步分为 ST 段抬高型（主要是 ST 段抬高的心肌梗死）和非 ST 段抬高型（不稳定性心绞痛和非 ST 段抬高的心肌梗死）ACS。这一概念的提出，其临床意义在于将冠心病所有的急性临床类型作为一个整体来处理，治疗的重点是尽快恢复和改善罪犯血管的有效血流灌注，挽救缺血和濒死的心肌，同时对 ACS 的始动因素——不稳定斑块进行干预，使其"钝化"，趋于稳定甚至消退，这是近代冠心病治疗对策的重大进展，其价值已为大量严密科学设计的随机临床试验所证实。故综合起来，现将冠心病进行如下临床分型：

（1）慢性稳定型心绞痛。

（2）急性冠状动脉综合征：①非 ST 段抬高急性冠状动脉综合征；②ST 段抬高性急性心肌梗死；③心源性猝死。

（3）其他类型：①缺血性心肌病；②无痛性心肌缺血。

（一）慢性稳定型心绞痛

慢性稳定型心绞痛（stable angina pectoris）是最常见的冠心病类型，是在冠状动脉狭窄的基础上，由于心肌负荷的增加引起心肌急剧的、暂时的缺血缺氧的临床综合征。通常见于冠状动脉至少一个主要分支管腔直径狭窄≥50％的患者。当体力活动或精神应激时，冠状动脉血流不能满足心肌代谢的需要，导致心肌缺血，诱发心绞痛发作，其特点为阵发性的前胸压榨性疼痛感觉，主要位于胸骨后部，可放射至心前区和左上肢尺侧，常发生于劳力负荷增加时，持续数分钟，休息或含服硝酸甘油可缓解。慢性稳定型心绞痛是指心绞痛发作的程度、频度、性质及诱发因素在1～3月内无显著变化。常以劳累、情绪激动、饱食、天气变化、急性循环衰竭等为诱因。本症患者男性多于女性，多数患者在

40 岁以上。近年来，国际上把冠心病从治疗学上已经完全分成稳定性和不稳定性两大部分，从这个概念上来说，慢性稳定型心绞痛的患者，处于一个相对的稳定状态，也是一个慢性的、长期的疾病状态。

在正常情况下，冠状循环有很大的储备力量。在剧烈体力活动时，冠状动脉扩张，血流量可增加到休息时的 6～7 倍。动脉粥样硬化导致冠状动脉狭窄或部分分支闭塞时，其扩张性减弱，血流量减少，且对心肌的供血量相对地比较固定。冠状动脉供血尚能应付休息状态下心脏工作的需要，此时可无症状。一旦心脏负荷突然增加，如劳累、激动、左心衰竭等，冠脉的供血不能满足心肌对血液的需求增加，即可引起心绞痛。冠状动脉造影显示稳定型心绞痛的患者，约 15％患者无显著狭窄，提示患者的心肌血供和氧供不足，可能是冠状动脉痉挛、冠状循环的小动脉病变、血红蛋白和氧的离解异常、交感神经过度活动、儿茶酚胺分泌过多或心肌代谢异常等所致。

心绞痛严重度的分级：根据加拿大心血管病学会分类分为 4 级。Ⅰ级：一般体力活动不引起心绞痛，例如行走和上楼，但紧张、快速或持续用力可引起心绞痛发作；Ⅱ级：日常体力活动稍受限，快步行走或上楼、登高、饭后行走或上楼、寒冷或风中行走、情绪激动可发作心绞痛，或仅在睡醒后数小时内发作。在正常情况下以一般速度平地步行 200 米以上或登一层以上楼梯受限；Ⅲ级：日常体力活动明显受限，在正常情况下以一般速度平地步行 100～200 米或登一层楼梯时可发作心绞痛；Ⅳ级：轻微活动或休息时即可出现心绞痛症状。

（二）急性冠状动脉综合征

急性冠状动脉综合征是指临床症状表现与急性心肌缺血相符的一种综合征，它包括心电图上 ST 段抬高的心肌梗死（ST-segment elevation myocardial infarction，STEMI）、非 ST 抬高的心肌梗死（non-ST-segment elevation myocardial infarction，NSTE-MI）和不稳定型心绞痛（unstable angina，UA）。变异型心绞痛

（prinzmetal's variant angina）可表现为一过性的胸痛和 ST 段抬高，但很少发生心肌梗死。

Q 波心梗（Q wave myocardial infarction，QwMI）和非 Q 波心梗（NQMI）为回顾性诊断，STEMI 约 80％～90％最终演变为 QwMI，少数演变为 NQMI。80％NSTEMI 演变为 NQMI，少数可演变为 QwMI。因此，在许多文献资料和随机对照实验中也将 QwMI 称为 STEMI，将 NQMI 称为 NSTEMI。实际上一些 ST 段抬高的心肌梗死，由于及时干预，可能不出现病理性 Q 波，另一些患者仅出现 R 波的降低。而许多 ST 段不抬高的急性冠脉综合征在疾病过程中可能出现一过性的 ST 段抬高，可能与心肌全层缺血有关。过去的 10 余年中，人们对 ACS 病理生理机制和治疗学的认识经历了一场革命，尤其是急性再灌注疗法的出现使过去 QwMI 和 NQMI 的划分（往往需发病数天后方能确定）已不适用于心梗的急性期处理。临床试验明确证实，溶栓治疗可使 STEMI 患者明确获益，而对 UA/NSTEMI 患者并无益处。且是否出现 Q 波是回顾性的，在发病的早期或者初诊时往往无法确定患者是 QwMI 还是 NQ-MI，区分二者在临床实践中对于指导急性再灌注治疗已毫无意义。

ACS 有着共同的病理生理基础，目前认为动脉粥样硬化斑块的破溃是始动因素，而罪犯血管的阻塞是斑块破裂后一系列瀑布反应（cascade reaction）的最终结果。通过冠状动脉血管镜研究发现，STEMI 大多是冠状动脉急性完全性阻塞，血流中断的结果，形成以纤维蛋白和红细胞成分为主的"红色"血栓。而 UA/NSTEMI 则是由于罪犯血管的严重但非完全性阻塞所致，是以血小板成分为主的"白色"血栓。为了进一步简化，并使之对指导诊断、治疗和判断患者的预后有意义，新的分型建议将急性冠脉综合征分为 ST 段抬（即 STEMI）和 ST 段不抬（包括 UA 和 NSTEMI）两种，此种划分已被多数国际上的大规模多中心随机对照试验采用。

1. 非 ST 段抬高急性冠状动脉综合征

如前所述，非 ST 段抬高急性冠状动脉综合征包括 UA 和

NSTEMI。冠心病中除典型的稳定型劳力性心绞痛之外，心肌缺血所引起的缺血性胸痛尚有各种不同的表现类型（如前述），但其中除变异型心绞痛具有短暂 ST 段抬高的特异的心电图变化而仍为临床所留用外，其他如恶化型心绞痛、卧位型心绞痛、梗死后心绞痛、混合性心绞痛等诊断临床上均已弃用。目前已趋向将稳定劳力性心绞痛以外的缺血性胸痛统称之为不稳定型心绞痛。这不仅是基于对不稳定的粥样斑块的深入认识，也表明了这类心绞痛患者临床上的不稳定性和进展至心肌梗死的危险性，必须给予足够的重视。事实上，从 UA 到 NSTEMI，再到 STEMI 之间并没有绝对的界限，它们是在相似病理生理基础上发展、形成的不同结果。UA 可发展为 NSTEMI 或 STEMI。

　　ACC/AHA 定义 UA 应至少具有如下一条临床特点：①静息时发生的心绞痛，持续时间明显延长，20 分种以上不能缓解。②新发生的心绞痛，程度达加拿大心脏学会心绞痛分级至少Ⅲ级。③最近加重的心绞痛，程度至少增加Ⅰ级，达加拿大心脏学会心绞痛分级至少Ⅲ级。在临床上，根据 UA 的严重程度、临床环境和对治疗反应的不同，还常常使用 Braunwald 关于 UA 的分类。

　　UA 和 NSTEMI 两者的病理形成机制和临床表现类似，均在易损斑块（脂质核大、纤维帽薄）破裂的基础上，血小板黏附聚集为主的血小板栓子，致局部为非阻塞性病变，区别在于心肌缺血的程度不同。NSTEMI 所导致的心肌缺血情况较重，血液中可检测到心肌损伤的标志物。传统区分方法是检测患者 CK-MB 是否大于正常上限的 2 倍，不大于 2 倍诊断为 NSTEMI，小于 2 倍诊断为 UA。因而在心肌酶（CK-MB）出现增高之前，我们无法区别 UA 和 NSTEMI。但也有研究发现，在 CK-MB 正常的 UA 患者中，有 30% 肌钙蛋白 T（TnT）或者 I（TnI）增高。考虑到新的标志物的预后意义，ACC/AHA规定，只要 TnT 或者 TnI 升高就可诊断为 NSTEMI。

　　2. ST 段抬高性急性心肌梗死

　　"心肌梗死"一词反映由缺血引起的心肌细胞死亡，是心肌灌注供给与需求失衡的结果。尽管心肌缺血发生后细胞并非立即死亡，但较短时间内就会演变为坏死（通常 20 分钟，有些动物模型甚至更短）。心肌细胞的完全坏死需要 2～4 小时甚至更长时间，这取决于缺血区域的侧支循环、冠脉闭塞的持续/间歇性、心肌细胞对缺血的敏感性以及心肌氧供和养分的个体需求差异。心肌缺血在临床中常可通过患者的病史和心电图变化而发现。缺血的临床症状包括静息或用力时胸部、上肢、下颌或上腹部的不适。与急性心肌梗死相关的不适感通常持续 20 分钟以上，呈弥散性、非局限性、非体位性，不受局部运动影响，有时伴随呼吸困难、大汗、恶心或晕厥。这些症状并非心肌缺血的特异性表现，因而常被误诊为胃肠、神经、肺部或骨骼肌系统异常。心肌梗死有时表现为不典型症状，甚至没有任何症状，仅能通过心电图、心脏标志物升高或影像学检查被发现。绝大多数 STEMI 是由于不稳定的粥样斑块破溃，继而出血和管腔内血栓形成，使管腔完全闭塞，而侧支循环尚未充分建立，心肌严重而持续性急性缺血达 1 小时以上引发的心肌坏死。少数情况下粥样斑块内或其下发生出血或血管持续痉挛，也可使冠状动脉完全闭塞。大块的心肌梗死累及心室壁的全层或大部分者，心电图上相继出现 ST 段抬高、T 波倒置和 Q 波。心肌梗死可发生在频发心绞痛的患者，也可发生在原来从无症状的患者。

发生心肌梗死的原因可能还有休克、脱水、出血或严重的心律失常致心排出量明显下降及冠状动脉灌注量锐减；以及重体力活动、情绪过分激动或血压突然剧升，致左心负荷急增，心肌需氧量骤然增加，呈明显的"供不应求"状态。欧洲心脏病学会（ESC）、美国心脏病学会（ACC）、美国心脏学会（AHA）和世界心脏联盟（WHF）于 2007 年 10 月联合颁布了全球心肌梗死的统一定义，根据病因和发病机制将心肌梗死进行如下临床分型：

1 型：由原发冠脉事件（如斑块侵蚀/破裂、裂隙或夹层）引起的与缺血相关的自发性心肌梗死。

2 型：继发于氧耗增加或氧供减少（如冠脉痉挛、冠脉栓塞、贫血、心律失常、高血压或低血压）导致缺血的心肌梗死。

3 型：突发心源性死亡（包括心脏停搏），通常伴有心肌缺血的症状，伴随新发 ST 段抬高或新发 LBBB，和（或）经冠脉造影或尸检证实的新发血栓证据，但死亡常发生在获取血标本或心脏标志物升高之前。

4a 型：与 PCI 相关的心肌梗死。

4b 型：尸检或冠脉造影证实与支架血栓相关的心肌梗死。

5 型：与 CABG 相关的心肌梗死。

注：有时患者可能同时或先后出现一种以上类型的心肌梗死。

急性心肌梗死定义：当临床上具有与心肌缺血相一致的心肌坏死证据时，应被称为"心肌梗死"。满足以下任何一项标准均可诊断为心肌梗死。

心脏生化标志物（cTn 最佳）水平升高和（或）降低超过参考值上限（URL）99 百分位值，同时至少伴有下述心肌缺血证据之一：①缺血症状；②ECG 提示新发缺血性改变（新发 ST-T 改变或新发左束支传导阻滞）；③ECG 提示病理性 Q 波形成；④影像学证据提示新发局部室壁运动异常或存活心肌丢失。

陈旧性心肌梗死定义。满足以下任何一项标准均可诊断为陈旧性心肌梗死：①新出现的病理性 Q 波（伴或不伴症状）；②影像学证据显示局部存活心肌丢失（变薄、无收缩），缺乏非缺血性原因；③病理发现已经愈合或正在愈合的心肌梗死。

3. 心源性猝死

猝死（sudden death）指自然发生、出乎意料的突然死亡。世界卫生组织规定发病后 6 小时内死亡者为猝死，多数作者主张定为 1 小时，但也有人将发病后 24 小时内死亡者也归入猝死之列。各种心脏病都可导致猝死，但心脏病的猝死中一半以上为冠心病所引起。目前认为，本型患者心脏骤停的发生是由于在动脉粥样硬化的基础上，发生冠状动脉痉挛或栓塞，导致心肌急性缺血，造成局部电生理紊乱，引起暂时的严重心律失常（如心室纤颤或严重的传导障碍）所致，故也有学者认为称作"原发性心脏骤停型冠心病"较妥。有些患者可能就要发生心肌梗死，但梗死尚未形成，患者已经猝死。这种情况是可以逆转的，及时的心脏复苏抢救措施可能挽救患者的生命，但有一些急性心肌梗死并发心脏破裂的患者，心肌梗死的症状极不明显，因心脏破裂而迅速死亡，其临床表现也类似猝死。作为急性心肌缺血事件的一种类型，心源性猝死病理生理与急性冠脉综合征趋同，只是进展迅速，临床上无法及时获取心电图等资料，故临床分型也将其归入 ACS。

猝死型冠心病以隆冬为好发季节，患者年龄多不太大，在家、工作或公共场所中突然发病，心脏骤停而迅速死亡，半数患者生前无症状。死亡患者发病前短时间内有无先兆症状难以明确。存活患者有先兆症状常呈非特异性且程度较轻，如疲劳、胸痛或情绪改变等，因而未引起患者的警惕和医师的注意。实际上有些患者平素"健康"，夜间死于睡眠之中，翌晨才被发现。部分患者则有心肌梗死的先兆症状。病理检查显示患者有冠状动脉粥样硬化改变，但多数患者冠状动脉内并无血栓形成，动脉腔未完全闭塞，也见不到急性心肌坏死的病理过程。

归纳冠心病猝死的特点：①大多数死者的冠状动脉为中度或轻度病变；②发病前多数人处于正常生活、工作活动状态，先驱症状少或没有，均为突发性；③猝死者多中年男性，常常在夜间熟睡中发生。

（三）其他类型

1. 缺血性心肌病

缺血性心肌病（ischemic cardiomyopathy）这一名词 1970 年由 Burch 等首先提出，在临床上有其特征性表现。患者有心绞痛或心肌梗死的病史，常伴有高血压，心脏逐渐增大，以左心室为主，可先肥厚，以后扩大，后期则两侧心脏均扩大。部分患者可无明显的心绞痛或心肌梗死史。心力衰竭多逐渐发生，大多先呈左心衰竭，继以右心衰竭，出现相应的症状。可出现各种心律失常，心律失常一旦出现将持续存在，其中以期前收缩（室性或房性）、房颤、病态窦房结综合征、房室传导阻滞和束支传导阻滞为多见。有些患者在心脏还未明显增大前已发生心律失常。其病理基础是心肌弥漫性纤维化（或称硬化），为心肌的血供长期不足，心肌组织发生营养障碍和萎缩，或大面积心肌梗死后，以致纤维组织增生所致。病变主要累及左心室心肌和乳头肌，可波及起搏传导系统。患者的冠状动脉多呈广泛而严重的粥样硬化，管腔明显缩小，但可无闭塞。纤维组织在心肌可呈灶性、散在性或不规则分布，此种情况常由于大片心肌梗死或多次小灶性心肌梗死后的瘢痕形成。若心肌细胞减少而纤维结缔组织增多，此时冠状动脉可有闭塞性病变。其临床特点是心脏逐渐扩大，发生心律失常和心力衰竭。因此与扩张型心肌病颇为相似，故被称为"缺血性心肌病"。该种类型的冠心病预后差，对现有的多种治疗手段效果不佳。故在心脏增大而未发生心力衰竭的阶段中宜避免劳累，尽量保护心脏功能。

2. 无痛性心肌缺血

无痛性心肌缺血系指解剖上有明显冠状动脉病变，且有心肌缺血的客观依据，但不伴有心绞痛的心肌缺血，是冠心病的重要临床类型。其发生机制尚不完全清楚，目前认为与多种因素有关。患者有冠状动脉粥样硬化，但病变较轻或有较好的侧支循环，或患者痛阈较高因而无疼痛症状。其心肌缺血的心电图表现可见于静息时、在增加心脏负荷时、或仅在 24 小时的动态观察中间断出现。

# 第三章　心绞痛

在以往的 20 余年中，缺血性心脏病治疗有了很大的进展，随着经皮冠状动脉介入治疗（PCI）、冠状动脉旁路术以及治疗药物的不断进展，目前绝大多数的冠心病患者均可得到不同程度的治疗，其临床心绞痛的发作和症状能得到较好的控制，生活质量有了明显的提高。但是，尚有相当一部分冠心病患者即使在现有的常规治疗手段下，仍存在反复发作的心绞痛表现，给临床的救治工作带来一定难度。这种情况被称为"难治性心绞痛"（refractory angina 或 intractable angina）或终末期冠状动脉疾病（end-stage coronary artery disease）。目前，难治性心绞痛的发生率尚未清楚，大多数报告为 5%～10%。

## 一、难治原因分析

难治性心绞痛的原因包括冠状动脉弥漫性病变，血管狭窄程度严重，病变血管纤细，无法行冠状动脉旁路移植术，也不宜行介入治疗，选择常规药物治疗不能够控制心绞痛发作。患者存在严重的周围动脉硬化症，外周血管迂曲伴高度狭窄，介入治疗径路障碍且可选择的桥血管条件较差，制约了手术治疗。患者合并严重的心肾功能不全（尤其是以往冠状动脉旁路术或介入治疗史者），限制了介入及外科手术治疗。增加围术期或/和术后并发症和死亡率的非心脏性疾病；老年患者一般状况较差，例如难以纠正的贫血，中、重度营养不良及合并有严重的心脏瓣膜病变和心肌病变等，均为难治性心绞痛的原因。

## 二、难治性心绞痛的病理生理

已发现，冠心病患者 70% 的心肌缺血发作可无症状；无痛性急性心肌梗死发生率约为 30％。在同一患者无痛性与合并心绞痛的心肌缺血可以同时存在，而且，心绞痛程度与心肌缺血严重性无明显的相关性。尽管糖尿病伴外周神经病变患者的无痛性心肌缺血发生率增高，但后者也见于非糖尿病且自主神经功能正常者。目前尚无充分解释这些现象的病理生理假设，首先心肌缺血的发生是一个动态的过程，即引起心肌供氧与需氧平衡失调的决定因素并不是固定的，而可能被许多因素改变。其次心绞痛的疼痛感觉是神经传导通路活性的结果，受到中枢和外周各个水平上信息改变的影响。

适当的外周刺激导致许多疼痛神经传递物质的释放，尤其是腺苷和 P 物质。疼痛是外周神经系统触发的主觉感受，在外周信息被大脑处理之前，其被认为是心肌缺血引起的传入神经活性。传入神经活性发生于解剖上的交感神经纤维，其在背角、脊髓束和迷走神经有突触联合（一级突触联合），以对信息产生可能的改变。某些传入脊髓束的感觉，通过大脑的下传控制和脊髓束整合机制，增强或减弱传入神经活性。经一级突触联合后，次级神经元经多种途径传递信息，包括脊髓丘脑束和脊髓下丘脑旁路等。

### 三、难治性心绞痛的诊断

难治性心绞痛的诊断必须严格掌握标准，首先须肯定患者的冠状动脉病变真正是不能行血运重建治疗，同时对正在接受的内科治疗的合适性做进一步估价，最后必须排除引起胸痛的其他非心脏性原因。

（一）临床表现

1. 心绞痛症状

以发作性胸痛为主要临床表现，疼痛部位主要在胸骨上中段后方并波及心前区，有手掌大小范围，甚至横贯前胸，常放射至左肩、左臂内侧达无名指和小指，或至颈，咽或下颌部、牙齿，或后背部。不典型的心绞痛部位也可在上腹部。

胸痛常为压迫、发闷或紧缩性，也可有烧灼感，但不尖锐，不像针刺或刀扎样痛，偶伴濒死的恐惧感觉。发作时，患者往往不自觉地停止原来的活动，直至症状缓解。发作常由体力劳动或情绪激动（例如愤怒、焦急、过度兴奋等）所激发，饱食、寒冷、吸烟、心动过速、休克、排便等亦可诱发。疼痛发生于劳力或激动的当时，而不在一天或一阵劳累之后。典型的心绞痛常在相似的条件下发生，但有时同样的劳力只在早晨而不在下午引起心绞痛，提示与晨间痛阈较低有关。

疼痛出现后常逐步加重，在 $3\sim5$ min 内逐渐消失，一般在停止原来诱发症状的活动后即缓解。舌下含用硝酸甘油也能在几分钟内使之缓解。可数天或数星期发作一次，亦可一日内多次发作。

2. 体征

平时一般无异常体征。心绞痛发作时常见心率增快、血压升高、表情焦虑、皮肤冷或出汗，严重时也可出现低血压。有时出现第四或第三心音奔马律。可有一过性心尖部收缩期杂音，为乳头肌缺血引起功能失调和二尖瓣关闭不全所致。第二心音可有逆分裂或出现交替脉。

（二）实验室和其他检查

1. 心脏 X 线检查

无异常发现或见心影增大、肺充血等。

2. 心电图检查

心电图是检出心肌缺血、诊断心绞痛最常用的检查方法。约半数患者静息时心电图在正常范围，也可能有陈旧性心肌梗死的改变或非特异性 ST-T 波异常，有时出现房室或束支传导阻滞或室性、房性过早搏动等心律失常。

心绞痛发作时，绝大多数患者心电图可出现暂时性心肌缺血引起的 ST 段移位。心内膜下心肌容易缺血，故常见 ST 段压低 0.1 mV（1 mm）以上，发作缓解后恢复。有时出现 T 波倒置，在平时有 T 波持续倒置的患者，发作时可变为直立即所谓"假性正常化"或"伪改善"。T 波改变虽然对心肌缺血的特征性不如 ST 段，但如与平时心电图有明显差别，也有助于诊断。如心绞痛发作后心电图表现在相应导联 T 波倒置，则表明冠状动脉病变严重，易再发心血管事件。变异型心绞痛发作时心电图上则常见有关导联 ST 段抬高呈"单相曲线"，心绞痛缓解后，ST-T 波恢复正常。

应用磁带记录器或数字记录器连续记录 24 小时心电图（动态心电图），常用改良的导联或 12 导联记录。并应用分析软件通过计算机回放分析，可发现缺血性心电图变化，后者与临床症状、持续时间及变化范围有相关性，还可以发现缺血的诱发原因、缓解方式以及伴随的心律失常情况，尤其在无症状心肌缺血的诊断方面有较重要的价值。通过计算机分析，还可计算出缺血负荷等一些分析缺血情况的重要参数。

3. 放射性核素检查

(1)$^{201}$铊－心肌显像或兼作负荷试验：$^{201}$铊随冠状动脉血流很快被正常心肌所摄取。休息时铊显像所示灌注缺损主要见于心肌梗死后瘢痕部位。冠状动脉供血不足部位的心肌，则明显的灌注缺损仅见于运动后缺血区周围心肌的血流增多时。不能运动的患者可作双嘧达莫试验，静脉注射双嘧达莫使正常或较正常的冠状动脉扩张，引起"冠状动脉窃血"，产生局部心肌缺血，可取得与运动试验相同的效果。近年还用腺苷和多巴酚丁胺作负荷试验。同时，用$^{99m}$锝-MIBI 作心肌显像也取得良好效果。

(2) 放射性核素心室造影：静脉内注射焦磷酸亚锡被细胞吸附后、再注射$^{99m}$锝，即可使红细胞被标记上放射性核素，得到心腔内血池显影。可测定左心室射血分数及显示节段性室壁运动障碍。

4. 选择性冠状动脉造影

采用经皮股（或桡）动脉穿刺法，将特定的冠状动脉造影导管经股动脉或桡动脉逆行送到主动脉根部，分别插入左、右冠状动脉开口，注入少量造影剂分别显影左、右冠状动脉主支及其各级分支。用"C"形臂数字化血管造影机从多个不同的投射体位造影，以求充分暴露病变血管支数、病变部位、狭窄程度、病变长度以及病变的各种形态和特征。冠状动脉造影同时进行左心室造影，了解左心室大小、收缩功能及室壁节段运动障碍、附壁血栓、室壁肥厚、二尖瓣关闭不全等。选择性冠状动脉造影术是冠心病诊断方法中最可靠的检查技术。有时为了排除冠状动脉痉挛，还可进行冠状动脉内注射硝酸甘油试验。随着检查技术的进步和认识上的提高，冠状动脉造影已成为非常安全的检查方法，其适应证也逐渐扩大。临床上高度怀疑明显心肌缺血或已确诊冠心病为进一步进行治疗或预后判断的患者，如无禁忌证，均可以行冠状动脉造影检查。

5. 其他冠状动脉病变诊断新技术

目前，临床试验中冠心病诊断主要依靠心肌缺血发作时的心电图变化和核素检查等，间接推测冠状动脉病变情况。冠状动脉造影虽可直接了解冠状动脉病变情况，但由于此方法仅仅是以造影剂显示血管腔来了解冠状动脉管腔的变化，因此，对冠状动脉血管壁的情况，尤其是斑块的稳定性与否知之甚少。另外，冠状动脉血流动力学的变化和血流储备，冠状动脉小血管病变等均无临床上可用的诊断方法。近年来，血管内超声的应用，电子束CT，磁共振血管成像均可能为血管壁结构的了解和斑块性质的判断提供信息。冠状动脉内血流多普勒测定和压力导丝及心肌声学造影等对冠状动脉血流动力学评价及小血管病变的诊断可能提供临床依据。

**四、难治性心绞痛的治疗**

（一）一般治疗

通常难治性心绞痛患者的生活质量较差，许多患者由于反复心绞痛发作而精神焦虑或抑郁。向患者解释疾病的性质、预后、治疗方案以取得其密切的合作，解除思想顾虑，这些对控制心绞痛的发作十分有益。控制冠心病危险因素（例如高血压、高脂血症、吸烟、糖尿病、痛风等）非常关键。肥胖使心肌需氧量增高，加重难治性心绞痛程度。男性体重指数＞28 kg/m² 或腰围/髋围比例＞0.95 或女性腰围/髋围比例＞0.85 时，腰围必须进一步减低。避免过度劳累，生活要有规律，保证充分休息，根据病情安排适当的体力活动。体力锻炼和体力活动的生活方式能降低心脏性死亡率，延缓动脉粥样硬化的发展，改善心肌血液灌注。因此，根据患者的具体体力情况做适当的体力锻炼，需作为治疗的一部分，特别是老年心绞痛患者。然而，这些患者在运动前应预防性服用硝酸酯类药物。同时，每次开始运动时应逐渐增加运动量，停止运动时也要逐渐减少运动量。治疗并发的其他系统疾病，例如胆囊疾病、溃疡病、颈椎病、食管炎等。这些疾病的发作常可诱发心绞痛，使其难以控制。约 10％～15％ 的心绞痛患者，其心绞痛发作与某些能增加心肌耗氧量的诱因有关，常见为高血压、肺部感染、甲状腺功能亢进、贫血、心律失常（快速房颤、缓慢心律失常）等，控制这些因素对治疗十分必要。对休息时心绞痛患者应予以心电图监测，发现心律失常应及时处理。每日至少一次常规记录心电图及血清心肌酶谱测定，以早期发现心肌梗死。应注意记录心绞痛发作前后的心电图改变，以及时发现病情变化。

（二）药物治疗

首先应对抗心绞痛药物治疗方案重新作精确的估价，ACC/AHA 治疗指南中指出了心绞痛患者为预防心肌梗死及减轻症状的用药建议（表 3-1），但对难治性不稳定心绞痛或慢性严重心绞痛患者的研究显示，相当一部分患者需要增加抗心绞痛药物剂量或联合用药后症状才能得以改善。另外，由于清晨时心肌缺血的发生率最高，因此适当的给药时间可能也具重要的作用。同时，在强化抗心绞痛治疗时，还应纠正合并存在的加重心绞痛发作的因素，例如心房颤动伴快速心室率、高血压或甲状腺功能异常。各类药物的治疗机制及在难治性心绞痛中用法见下。

1. 硝酸酯类药物

硝酸酯类可扩张静脉、减少回心血量而降低心脏的前负荷；大剂量时也降低周围血管阻力而降低后负荷；扩张冠状动脉、增加侧支循环而增加心肌灌注，故此类药物可有效地控制心绞痛。在某些根据经验可能引起心绞痛而又不能避免的活动（例如讲课、骑车、上楼等）时，可事先含服硝酸甘油，以预防心绞痛发作。

对发作频繁的患者可静脉滴注硝酸甘油，使心绞痛症状显著减轻或得到控制。适当的剂量对取得满意疗效是关键性的，通常自 10 $\mu g/min$ 开始，在严密监测血压的条件下，每 5~10 min 增量 10 $\mu g/min$，最大剂量可达 240 $\mu g/min$。静脉点滴硝酸甘油可连续应用 3~4 天，不致产生耐药性。如需较长时间应用，可根据患者心绞痛的发作规律，每日给药 12 小时，停用 12 小时，以免产生耐药现象。

表 3-1 ACC/AHA 心绞痛药物治疗指南

| Ⅰ类 | Ⅱa类 |
|---|---|
| 阿司匹林（无禁忌证）（A） | 氯吡格雷：阿司匹林有绝对禁忌证（B） |
| β-受体阻滞剂：有心肌梗死病史（无禁忌证）（A）；无心肌梗死病史（无禁忌证）（B） | 长效非二氢吡啶类钙拮抗剂取代 β-受体阻滞剂（B） |
| 血管紧张素转换酶抑制剂：所有明确冠心病伴糖尿病和或左心室收缩功能不全（A） | 怀疑或明确冠心病患者 LDL 在 100-129 mg/dL 之间（B） |
| 降胆固醇（低密度脂蛋白，LDL）治疗：怀疑或明确冠心病患者 LDL＞130 mg/dL，靶目标为＜100 mg/dL）（A） | 生活习惯或药物治疗控制 LDL＜100 mg/dL |
| 硝酸甘油舌下含服或使用喷雾剂：心绞痛发作（B） | 代谢综合征患者减轻体重或增加锻炼 |
| 钙拮抗剂或长效硝酸酯类药物：β-受体阻滞剂有禁忌证患者（B） | 控制其他血脂相关或非相关性冠心病危险因素：如使用烟酸类药物降低甘油三酯或升高高密度脂蛋白（HDL） |
| 钙拮抗剂或长效硝酸酯类药物：β-受体阻滞剂治疗无效（B） | 血管紧张素转换酶抑制剂：应用于冠心病或其他血管病变患者（B） |
| 钙拮抗剂或长效硝酸酯类药物：β-受体阻滞剂治疗有不良反应（C） | Ⅱb类 |
| | 对已用阿司匹林患者加用华法林抗凝治疗（B） |
| | Ⅲ类 |
| | 双密达莫（潘生丁）（B） |
| | 螯合治疗（chelation therapy）（B） |

注：括号内 A，B，C 为证据等级

　　心绞痛发作不是很频繁的患者，可用硝酸甘油贴剂（Nitroderm TTS)、口服长效硝酸酯例如硝酸异山梨醇酯（Isosorbide dinitrate，消心痛）10 mg，每 6 小时一次，根据情况可逐渐加量，每日总量可达 240 mg（40 mg，一日 6 次）。剂量个体化对于取得满意疗效是很重要的。单硝基类硝酸脂类药物作用时间较长，如 5-单硝等，可每日两次，控制症状更持久。

2. β-受体阻滞剂

通过减慢心率、降低血压、减弱心肌收缩力而使心肌耗氧量下降，即在完成相同作功的运动时心率×血压（HR×BP）二者乘积较前减少。本药用于治疗稳定性劳力心绞痛，在 70 年代初疗效即已肯定。主要表现在心绞痛发作次数减少、硝酸甘油用量减少、活动耐力增加。心电图运动试验说明，β-受体阻滞剂可延长达到 ST 段下降≥1 mm 时间及总运动时间，在完成最大功量时，HR× BP 的乘积不变或有所下降。其机制不是增加冠状动脉血流量，而是降低心肌耗氧量。

在一定范围内，β-受体阻滞剂的疗效呈剂量依赖性，即小剂量发挥部分作用，大剂量发挥充分作用。因此，对每一患者的剂量必须个体化，从小剂量开始，逐渐增量使心率保持在 55 次/分以上，直到疗效满意或出现明显不良反应为止。国内用药剂量明显低于国外报告剂量，应加以注意。老年人用药剂量较中年人小；心脏明显扩大、心功能差者对药物耐受性差。

普蔡洛尔（Propranolol，心得安）为最早应用于临床的 β-受体阻滞剂之一，迄今仍广泛应用，为治疗心绞痛积累了丰富的经验，其疗效确切，常用剂量 40～240 mg/d，分 3～4 次服用。因其对心脏 β 受体阻滞无选择性且无内源性拟交感活性作用，因此禁用于慢性阻塞性肺疾患及周围动脉闭塞性疾病（Raynaud's 病和 Buerger's 病等）。糖尿病患者慎用。

美托洛尔（metoprolol，美多心安）为心脏选择性 β-受体阻滞剂，较少引起支气管及周围动脉痉挛，其对劳力性心绞痛的疗效已经被充分肯定，为目前临床上广泛用于治疗劳力心绞痛的药物之一。常用剂量 50～200 mg/d，分次服用。

阿替洛尔（Atenolol，氨酰心安）为长效（半衰期 6～9 h）、有心脏选择性的 β-受体阻滞剂。由于其主要从肾脏排泄，因此个体剂量差别较小。广泛用于治疗劳力性心绞痛，疗效肯定。常用剂量 25～100 mg/d，日服一次或二次。

β-受体阻滞剂常与二硝酸异山梨醇酯或硝酸甘油联合应用，既可增强疗效又可减轻各自的不良反应。β-受体阻滞剂不宜用于病态窦房结综合征、房室传导阻滞、低血压及心功能控制不良者。

3. 钙拮抗剂（calcium Antagonist）

硝苯地平、地尔硫卓、维拉帕米治疗不稳定心绞痛主要是缓解心绞痛的症状，尤其是对于以冠状动脉痉挛为主的患者效果较佳，但尚无充分的资料证实钙离子拮抗剂可有效地降低心肌梗死的发生率和死亡率。单用硝苯地平对不稳定心绞痛疗效较地尔硫卓、维拉帕米差，这是其反射性加快心率所致。在 β-受体阻滞剂和硝酸酯的基础上加用硝苯地平可显著提高疗效。地尔硫卓既有扩张冠状动脉、解除痉挛、增加冠状动脉血流量的作用，又有减少心肌耗氧量的作用，因而对不稳定心绞痛有双重发病机制者（固定狭窄和冠脉动力性狭窄）疗效可能更好。维拉帕米的心血管作用与地尔硫卓相似，但其对心肌收缩力和房室传导的抑制作用较强，不宜和 β-受体阻滞剂联用。

β-受体阻滞剂与钙拮抗剂联合用药常选用硝苯地平，因为地尔硫卓、维拉帕米减慢心率、抑制心肌收缩力的作用与 β-受体阻滞剂有相加作用。有少数报告 β-受体阻滞剂与硝苯地平合用可进一步提高抗心绞痛疗效。Pedersen 等在应用阿替洛尔 100 mg/d 治疗稳定性劳力心绞痛取得疗效的基础上，加用硝苯地平 20 mg，一日三次，可显著延长 ST 段下降 1 mm 的运动时间、总运动时间。Stone 等分析 55 例混合性心绞痛，在 β-受体阻滞剂基础上加用硝苯地平可进一步减少心绞痛的发作。

4. 抗血小板药物

抗血小板治疗和抗凝治疗的结合是不稳定性心绞痛现代治疗的中心环节。阿司匹林是治疗不稳定心绞痛的重要药物之一，与肝素合用可明显降低心肌梗死发生率及死亡率，剂量为 150～300 mg每日一次。

氯吡格雷与抵克力得均能选择性抑制 ADP 诱导的血小板聚集，已有临床试验证实了其临床疗效，并建议在急性冠状动脉综合征的患者中，与阿司匹林联合使用。

血小板糖蛋白 Ⅱ b/Ⅲ a 受体阻滞药，通过和血小板表面Ⅱ b/Ⅲ a受体（为血小板聚集的最后共同通道）竞争性相结合，阻断血小板聚集，防止富含血小板的血栓形成。目前多项大规模临床试验均证实，该药可显著降低急性心肌梗死发生率和死亡率，为极有希望的治疗不稳定心绞痛尤其是高危险患者的主要手段。主要应用的药物为 abciximab（Reopro），eptifibatide 和替罗非班（tirofiban），均为静脉用药。

5. 抗凝药物

肝素是最常用的抗凝治疗药物，传统应用的肝素多经静脉给药，需要行 APTT 或 ACT 监测，剂量范围为 10～30 IU/min。经大规模临床试验证实，肝素与阿司匹林合用的效果比单用两者之一均佳。近年来，多个大规模临床试验（ESSENCE、TIMI 11B、FRISCⅡ 等）的结果显示，低分子肝素（Low Molecular Weight Heparin，LMWH）在不稳定心绞痛的治疗中优于普通肝素，在短期和中期观察中，均能更有效地降低心肌梗死发生率和死亡率。因此，低分子肝素已成为常规使用的抗凝药物。低分子肝素的作用显示更强的抗 Ⅹ a 活性，目前多经皮下给药，不需监测凝血指标，出血并发症亦较少。国内常用的低分子肝素有 enoxaparin（克赛），dalteparin（法安明），fraxiparin（速必凝）。

直接作用于凝血酶的抗凝剂，如水蛭素（hirudin）也经一些临床试验证实具有同肝素相似或更好的作用。

6. 溶栓药物

Schoebel 等和 Leschke 等指出，对终末期冠状动脉病变患者在上述抗心绞痛治疗后仍有频发的难治性心绞痛时，可进行长期间歇性尿激酶治疗，通常静脉滴注 50 万单位尿激酶，每周三次，共

12周，可使心绞痛发作减少70％，硝酸酯用量减少84％。12周后同位素心肌显影证明心肌灌注改善，纤维蛋白元水平降低35％。尿激酶的有益作用至少部分通过改善血液流变学和增加心肌微循环的血流灌注所致。此外，长期间歇性溶栓治疗也能减低狭窄血管的粥样斑块的血栓形成。

7. 调脂药物

传统意义上来说，多种降脂药对于纠正脂代谢紊乱这一冠心病的危险因素起到重要的作用，在许多降低胸痛发生率和心绞痛程度的措施中，强化降低胆固醇的治疗对长期控制心绞痛有益。某些研究证明，在常规抗心绞痛治疗时加用减低胆固醇的措施，可使心肌缺血临床症状和心电图 ST-T 波改变改善。某些报告指出，降低低密度脂蛋白胆固醇的抗心肌缺血作用主要通过改善冠状动脉的内皮功能所致。近年来他汀类（stains）降脂药和贝特类降脂药的大规模临床试验表明，在冠心病患者中，这些降脂药的作用除了降脂以外，还有明显的稳定冠状动脉粥样硬化斑块、抑制粥样硬化发展的炎症过程、改善心外膜冠状动脉血管内皮功能、心肌保护作用及可能消退斑块的作用。临床上表现为显著降低冠心病患者心血管事件的发生率，降低死亡率。其中他汀类降脂药的研究最多，例如 4S 研究、LIPID 研究、CARE 研究及 WOSCOP 研究等。此类药物主要作用是通过抑制 HMG-CoA 还原酶而降低血总胆固醇，但其他的作用机制正在研究中。

8. "代谢性"治疗药物

（1）β受体阻滞剂：虽然β受体阻滞剂的抗心绞痛作用主要通过降低心脏作功所致，但其部分有益作用可能反映代谢改变。Wallhaus 等应用放射性标记游离脂肪酸和葡萄糖，发现心力衰竭患者经卡维地洛治疗后心肌游离脂肪酸摄取减低57％，但葡萄糖代谢无变化。这些提示，卡维地洛使心肌游离脂肪酸和葡萄糖"代谢转移"。

（2）葡萄糖－胰岛素－氯化钾（GIK）：已发现 GIK 通过改变心肌代谢而对急性心肌缺血具有益作用，特别在糖尿病患者 GIK

使心肌梗死后远期死亡率显著降低。Fath-Ordoubali 和 Beatt 的荟萃分析显示，即使在非糖尿病患者或接受现代的溶栓或冠状动脉介入治疗时，静脉滴注 GIK 也改善心肌梗死后临床预后。高危患者的 GIK 得益更大，尤其当存在侧支血流时。静脉滴注 GIK 可能通过增加心肌细胞葡萄糖代谢、减低游离脂肪酸摄取而发挥有益性作用。

（3）能量代谢类药物：曲美他嗪（Trimetazidine）为脂肪酸氧化的抑制剂，该药无休息和运动时心肌负性变力和血管扩张作用。某些临床研究已证实曲美他嗪的抗心肌缺血作用。应用超声心动图多巴酚丁胺激发试验显示，曲美他嗪增加缺血区心肌节段的室壁收缩厚度。TRIMPOL II 研究发现，20 mg 曲美他嗪每日三次治疗能显著延长至发生 ST 段压低的运动时间、增加总运动负荷量，减少硝酸酯用量。最近对 12 个临床试验的荟萃分析显示，曲美他嗪显著降低心绞痛发生率。但该药对急性心肌梗死患者远期死亡率的作用尚不完全清楚。Kantor 等证明，曲美他嗪降低缺血心肌的游离脂肪酸氧化，同时增加葡萄糖氧化 210％。曲美他嗪作用的分子机制尚未清楚，可能为抑制 LC3-KAT 酶（即 β 氧化通路的关键酶）所致。目前对该药的剂量－效应研究尚在进行中。

Ranolazine 与曲美他嗪类似，也具代谢性抗心绞痛作用。其同样刺激葡萄糖氧化，也是部分脂肪酸氧化抑制剂。这些 Ranolazine 的作用呈剂量依赖性。MARISA 研究结果显示，大剂量 Ranolazine（1 500 mg，每日二次）使至发生心绞痛或 1 mmST 段压低的时间明显延长。同样，CARISA 试验也发现，Ranolazine（750～1 000 mg，每日二次）较安慰剂的至 ST 段压低和心绞痛发生的时间明显增加。其对 QT 间期的作用和远期的安全性尚有待进一步研究。

其他类似药物还包括 Perhexiline 和 Etomoxir。

（三）非药物治疗

1. 主动脉内气囊反搏治疗

对于药物治疗无效的重症病例，如心绞痛不能控制、血压不稳定，可进行主动脉内气囊反搏治疗，后者通过降低左心排血阻力、减少心肌耗氧量、提高冠状动脉灌注压、增加心肌血流量而减轻心绞痛，稳定血流动力学状态。

2. 体外反搏治疗

方法为从小腿至大腿肌肉使用袖带连续包扎，在心脏收缩早期释放袖带、舒张期开始时收缩袖带，使心脏收缩期后负荷降低并在舒张期增加冠脉血流。其原理类似于主动脉内球囊反搏治疗，但由于其无创性、应用简便，因此在临床上已得到广泛的使用。

多项临床小样本研究表明，体外反搏治疗对于心绞痛患者有明显的临床益处。具体表现为患者心绞痛程度减轻，硝酸酯类药物使用减少，运动耐量增加和生活质量改善。同时有证据表明，体外反搏治疗后患者心肌灌注缺损得到改善。

MUST-EECP 是首个针对体外反搏治疗进行的临床随机、双盲、安慰对照研究，结果表明使用体外发搏治疗组心绞痛症状改善明显加快（治疗组－0.033±0.27 天，对照组 0.15±0.27 天，$p<0.05$），运动诱导的心电图 ST 段压低出现时间显著延长（治疗组 37±11s，对照组－4±12s，$p=0.01$）。其亚组研究表明治疗组在随后 12 月内的生活质量评分指数明显高于对照组。Barsness、Lawson 等研究表明，体外反搏治疗对于各人种患者均有效，并且这种治疗的临床益处可长达 5 年。

冠心病患者通常伴有血管内皮功能障碍，Schechter 等研究表明体外发搏治疗对冠心病顽固性心绞痛患者的内皮功能也有改善作用。治疗组肱动脉血流介导的扩张作用（flow-mediated dilation，FMD）明显改善（8.2±2.1%，$p=0.01$），而对照组无变化（3.1±2.2%，$p=0.78$）；治疗组患者心绞痛症状得到明显改善、CCS 心绞痛分级降低，每日硝酸甘油用量也显著减少。

3. 激光心肌血运重建术

有关激光心肌血运重建术改善心肌灌注方面的机制尚待阐明，相关证据部分来源于尸解资料。Cooley 等发现术后 3 个月的激光孔道呈开放状态，部分孔道内皮化，可能长期保持开放，可初步论证心腔内氧合血经激光孔道直接灌注心肌。激光孔道可与心肌其他微循环结构广泛交通，使经激光孔道对心肌的灌注得到改善。但是，另有研究表明患者行激光心肌血运重建术后，其激光孔道在术后 20 天内即闭合。还有一些研究证实，在闭塞的激光孔道周围有密集的毛细血管网生成（angiogenesis），以此推测激光心肌血运重建术的临床效应可能是因损伤后心肌炎症反应而伴发的新血管生成，或者是 $CO_2$ 激光通过释放生物效应促进心肌毛细血管等心肌微循环结构的发生发展。也有学者提出，由于激光对缺血区心肌神经纤维损伤致痛觉消失或（和）造成存活心肌的丢失，减少氧耗量而缓解心绞痛症状。早期临床试验证实了此方法可有效地缓解晚期冠心病患者的心绞痛症状，提高患者的运动耐量，从而改善其生活质量。但同单纯药物治疗相比尚没有支持其可增加患者心功能和降低患者死亡率的临床依据，且由于认识上的不足，应用者一定要严格把握其适应证，使之更好地为患者服务。

4. 基因治疗（血管内皮生长因子治疗性血管生成）

随着分子水平研究的不断深入，基因治疗开始成为心血管病治疗的热门话题。基因治疗的途径之一是直接刺激心肌血管生成，促进冠状动脉侧支循环的建立，为缺血心肌提供重要的血流来源，即所谓"分子搭桥"。

目前已明确，血管内皮生长因子（VFGF）、纤维母细胞生长因子（FGF）和血管生成素（angiopoietin）等可增加冠状动脉闭塞处心肌的血流供应，其中研究最多的是 VEGF。

VEGF 是一种内皮细胞特异性的有丝分裂原，可诱导血管内皮细胞的增殖和迁移，延长内皮细胞的寿命，诱导毛细血管管腔和新生血管的形成，从而达到增加缺血部位血流灌注的目的。目前有蛋白治疗、基因治疗两种方法。蛋白治疗价格昂贵，治疗时间较长，大剂量血管内给药还会引起全身反应（低血压等）或其他部位的不良反应（血管粥样斑块、糖尿病视网膜病变、实体肿瘤等）；而基因治疗只要转染细胞成功，一次给药就可获得短期内持续表达，需要的质粒 DNA 量较少。目前的一些研究成果，通过 VEGF 在分子水平上进行微血管重建治疗，显示出一定的临床应用前景，为冠状动脉纤细或弥漫性病变不适于冠状动脉旁路术或介入治疗的患者提供一种全新的替代治疗。

5. 脊髓电刺激（SCS）

即于局麻下植入脊髓电刺激（Spinal cord stimulation，SCS）系统，电极位于硬膜外，使心绞痛放射区域产生麻木。脊髓电刺激的效果与刺激电极的位置有关，有效位置的背部硬膜外第 7 颈椎至第 1 胸椎水平。一些关于脊髓电刺激治疗临床试验（包括回顾性或前瞻性队列研究等）的结果显示，脊髓电刺激治疗慢性顽固性心绞痛是有希望的，然而关于这种治疗的中、远期益处仅有极少的资料。

类似的方法还有胸硬膜外麻醉（第 7 颈椎至第四胸椎），但因存在并发症，因此临床应用较少。其他方法还有内镜下胸交感神经切除术和左侧星状神经节阻滞以及经皮神经电刺激术等。

# 第四章 急性 ST 段抬高型心肌梗死

　　根据病理生理机制，急性 ST 段抬高型心肌梗死（STEMI）是由于冠状动脉（简称冠脉）粥样硬化斑块破裂后，血小板激活和聚集的基础上有血栓形成，致冠脉急性闭塞的结果。因此，治疗急性 STEMI 的关键是迅速使闭塞的梗死相关冠脉（1RCA）再通，恢复 TIMI（心肌梗死溶栓）Ⅲ级血流和心肌灌注，才能挽救缺血心肌，缩小梗死面积，保护心室功能，从而改善患者的近期和远期预后。目前急性 STEMI 冠脉血运重建的方法主要是溶栓治疗和直接经皮冠状动脉介入治疗（PCI）。

## 一、急性 STEMI 与血栓形成

　　冠状动脉粥样硬化斑块破裂，使斑块中的脂质核、巨噬细胞、平滑肌细胞、组织因子和胶原等高度致血栓物质暴露并相互作用，导致血小板及内源性和外源性凝血系统激活，随后血栓形成使冠状动脉急性闭塞，是急性 STEMI 发病的基本机制。斑块破裂使血循环中血小板暴露于内膜下层的血管性血友病因子（von Wille-brand Factor，vWF），血小板通过其表面的糖蛋白（GP）Ib 受体与 vWF 相结合并黏附于血管壁及破裂处的基质胶原上。随着血小板黏附，血小板变形，释放其颗粒物如：二磷酸腺苷（ADP）和5-羟色胺等，并合成血栓烷 A2（Thromboxane A2，TXA2），这些物质都促进血小板激活。血小板激活的最强物质是凝血酶和内膜下胶原。这些激活物质作用于血小板，其最后的共同途径是使血小板表面 GPⅡb/Ⅲa 受体构型发生变化，变成激活状态的 GPⅡb/Ⅲa。GPⅡb/Ⅲa 是血小板表面最丰富的受体，通过与血浆中黏附蛋白，即纤维蛋白或 vWF 二阶分子交叉联接介导了血小板的聚集，形成富血小板血栓。血小板在破裂斑块的部位一旦聚集形成血栓病灶，便导致急性冠脉综合征的发生。血管内皮损伤的同时，凝血系统也被激活，内膜下基质胶原等激活凝血因子Ⅻ和Ⅺ，即内源性途径；血管壁损伤释放出的组织因子激活外源性凝血途径，内源性和外源性途径发展到因子 X 被激活的阶段时，两种途径合二为一，进入共同途径，凝血瀑布产生凝血酶（图 4-1）。凝血酶能激活血小板；能使纤维蛋白原转变为纤维蛋白并激活因子Ⅻ，使纤维蛋白交叉联接和稳定血栓；并能激活因子 V 转变为 Va，对凝血瀑布产生正反馈，扩大凝血酶的生成。血小板主要沉积在冠脉狭窄部位斑块暴露的中膜上，血流应切力增加，纤维蛋白沉积也增加，血栓的头部主要为富含血小板的白血栓，在狭窄后的远端，血流成湍流，导致红细胞沉积，故血栓尾部主要为富含纤维蛋白红、细胞的红血栓，血小板成分很少。如形成的血栓没有闭塞冠状动脉或闭塞后很快溶解再通，则不引起或较少地引起心肌坏死，表现为不稳定型心绞痛和非 ST 段上抬型（非 Q 波）心肌梗死；如血栓闭塞冠状动脉，且相关动脉又无足够的侧支循环血流供给，并不能在短时间内被自身的纤溶系统所溶解，则发生 ST 段上抬型（Q 波）急性 STEMI，约 85%～90% 的急性 STEMI 是急性血栓闭塞的结果。

## 二、急性 STEMI 的溶栓治疗

### （一）各种溶栓药物及其临床应用

纤维蛋白是血栓中的主要成分，也是溶栓剂的作用目标。所有溶栓药物都是纤溶酶原激活剂，进入体内后激活体内的纤溶酶原形成纤溶酶，使纤维蛋白降解，达到溶解血栓的目的。溶栓剂可分为直接作用和间接作用两型，前者如尿激酶、组织型纤溶酶原激活剂，直接裂解纤溶酶原形成纤溶酶，产生溶栓作用；后者如链激酶，则先需与纤溶酶原结合形成复合物再间接激活纤溶酶原。溶栓剂又可分为纤维蛋白特异型和非纤维蛋白特异型两大类。前者如组织型纤溶酶原激活剂和单链尿激酶原纤溶酶原激活剂，选择血栓部位的纤溶酶原起作用，对血循环中的纤溶酶原无明显影响；后者如尿激酶和链激酶，对血液循环中和血栓处的纤溶酶原均有激活作用。纤溶酶是一种非特异性的水解蛋白酶，在血浆中能使纤维蛋白原和其他凝血因子分解，使体循环呈纤溶状态。血浆中纤溶酶浓度很低时，很快被 $\alpha_2$-抗纤溶酶（$\alpha_2$-antiplasmin）灭活；纤溶酶原激活物则可与纤溶酶原－激活抑制物（plasmino-gen-activator inhibitors，PAI）结合使其失去作用；溶栓治疗时纤溶酶原转变为纤溶酶首先必须压倒性地抵抗血循环内源性抑制物（$\alpha_2$-抗纤溶酶和 PAI）的拮抗作用。要使纤溶酶在血栓部位与纤维蛋白起作用需用较大剂量溶栓药，或将该类药物直接注入冠状动脉血栓近端，因此纤维蛋白特异性溶栓剂效果优于非纤维蛋白特异性者。

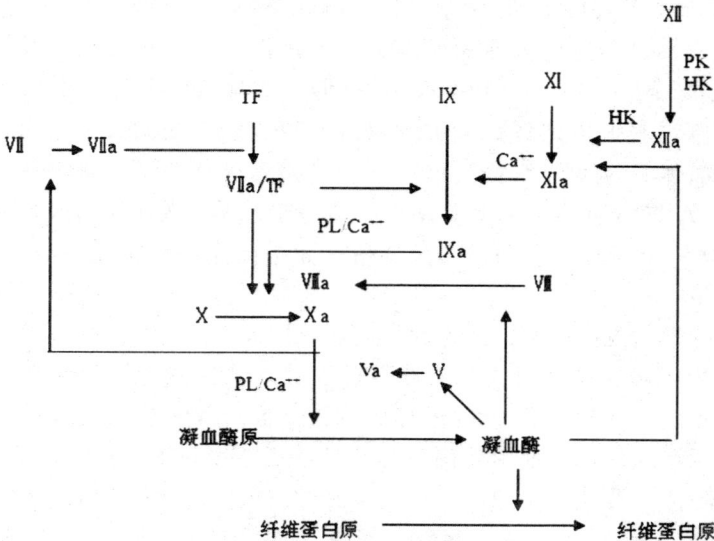

TF，组织因子；罗马数字指明特异凝血因子（后附"a"为激活型）；PK，激肽释放酶原；HK，高分子激肽原；PL，膜（酸性）磷脂

图 4-1　血液凝固途径

大规模临床试验证实溶栓治疗可使急性 STEMI 病死率明显下

降，而病死率的下降与冠脉再通程度，即 TIMI 血流分级密切相关。目前常用溶栓剂的疗效仍有一定限度。新一代溶栓剂的研制或新的溶栓治疗方案的制订旨在进一步增加再通率，使血栓溶解更快、更完全，而出血等并发症减少。

1. 第一代溶栓剂

（1）尿激酶（urokinase，UK）：国际上应用经验不多，是我国应用最广的溶栓剂。目前给药方案尚未标准化，国际报道应用 96～300 万 U 不等。我国目前常用的给药方案为 150 万 U 溶于 100 mL 生理盐水或 5％葡萄糖 30 分钟内静脉输注，其临床指标评价的再通率为 67.3％，冠脉造影证实 90 分钟通畅率为 53％，达 TIMI 3 级者为 28.3％。Neuhans 等在 GAUS（德国激活剂尿激酶研究）中，于 90 分钟内给予 UK300 万 U（其中 150 万 U 静脉注射），其 90 分钟冠脉造影通畅率为 65.8％，与 rt-PA70 mg 的通畅率近似。

（2）链激酶（streptokinase，SK）：目前国际上通常采用的给药方法为 150 万 U 溶于 100 mL 生理盐水或 5％葡萄糖中，于 1 小时内静脉输入。根据 TIMI-1 研究，其 90 分钟再通率（即溶栓前造影梗死相关动脉为 TIMI 0 或 1 级，溶栓后达到 TIMI 2 级或 3 级者）为 31％。GUSTO-1 造影研究表明其 90 分钟通畅率（溶栓前不造影，溶栓后显示 TIMI 2 或 3 级者）为 54％；SK 配合肝素皮下注射与配合静脉注射比较，在病死率及 TIMI 血流分级两方面差异均无显著性。因此，通常配合肝素皮下注射即可。有作者试用 SK150 万 U 于 30 分钟内静脉输注，据认为可增加再通率，而不良反应未增加。但由于例数少，且缺乏造影证实的通畅率资料，其价值尚有等进一步确定。我国研制的重组链激酶（r-SK）150 万 U 于 1 小时内静脉输入，经临床验证表明是安全、有效的溶栓药。

2. 第二代溶栓药物

（1）重组组织型纤溶酶原激活剂（rt-pA）：GUSTO 研究采用 rt-PA 加速给药方案，即 15 mg 静脉注射，继之在 30 分钟内静脉输注 0.75 mg/kg（不超过 50 mg），再在 60 分钟内输注 0.5 mg/kg（不超过 35 mg），给药前静脉注射肝素 5 000 IU，继之以

1 000 IU/h 速率输注，以 aPTT 测定结果调整给药速度，其冠脉造影及临床结果见前述，为目前在西方人群普遍应用的溶栓治疗方案。我国进行的小剂量 rt-PA 与 UK 治疗急性 STEMI 对比（TUCC）研究，以 50 mg rt-PA（8 mg 静脉注射，42 mg 在 90 分钟内静脉输注）配合静脉应用肝素，在 rt-PA 用药前静脉注射肝素 5 000 IU，rt-PA 输注完毕后静脉输注肝素 1 000 IU/h，以 aPTT 结果调整肝素剂量，使 aPTT 值维持在 60～85 秒，90 分钟冠脉造影通畅率为 79.3%，TIMI 3 级 48.2%，明显高于 UK 组（分别为 53% 和 28%），轻度出血的发生率 rt-PA 组高于 UK，但需要输血的出血及脑出血发生率两组差异无显著性。

（2）茴香酰化纤溶酶原链激酶激活物复合物（APSAC）：由链激酶与纤溶酶原分子结合构成的复合物，再以茴香酰基覆盖其活性的部位。该复合物在血栓部位与纤维蛋白结合后去酰化，激活纤溶酶原而发挥溶栓作用，因而其作用具有相对选择性。其特点是半衰期长达 120 分，单次注射其作用可持续 4～6 小时。根据 TEAM-2（APSAC 溶栓治疗急性 STEMI 临床试验-2）研究，AP-SAC 5 mg 于 2～5 分钟内静脉注射，其早期（90～240 分，平均 140 分）冠脉再通率为 72.1%。本药用药后血浆纤维蛋白原含量明显下降，提示其纤溶作用选择性不强。

（3）重组单链尿激酶型纤溶酶原激活剂（r-scu-PA）或尿激酶前体（Pro-UK）：r-scu-PA 是一种从天然存在的生理性蛋白酶获得的前体药，现已由基因重组技术制造。为一含有 411 个氨基酸的单链多肽，在体内被纤溶酶部分转化成含有 276 个氨基酸的有活性的双链、低相对分子质量形式的 UK；另外，其未被转化的部分也可直接激活纤溶酶原。在体内的半衰期为 7～8 分钟。r-scu-PA 系统纤溶活性小于 SK，高于 rt-PA。根据 PASS（r-scu-PA 实际应用性研究）对 1 689 例急性 STEMI 患者的研究，r-scu-PA 20 mg 静脉注射继之 60 mg 在 60 分钟内静脉输注，配合肝素静脉注射和输注是有效和安全的。按该用药方案，在 SESAM（欧洲 r-scu-PA 和 rt-PA 治疗 MI 研究）中 r-scu-PA 的 90 分钟冠脉通畅率与 rt-PA 3 小时输注的给药方法相似（分别为 79.9％和 81.4％），再闭塞率和并发症发生率差别亦无显著性。但某些临床试验结果显示 r-scu-PA 颅内出血的发生率明显高于 SK。

3. 第三代纤溶酶原激活剂

1) t-PA 的缺失变异体（表 4-1）。

表 4-1　t-PA 及其缺失变异体的结构特点

| 结构区<br>（自 N 端起） | 氨基酸序列 | t-PA | rPA | TNK-t-PA | nPA | 功能 |
|---|---|---|---|---|---|---|
| 指区<br>（F） | 4～50 | + | 缺失 | + | 缺失 | 与纤维蛋白的高亲和力结合 |
| 生长因子区<br>（EGF） | 51～87 | + | 缺失 | + | 缺失 | 受体结合部位 |
| 主区域 1<br>（K1） | 87～176 | + | 缺失 | +（多一个氨基酸位置） | | 受体结合部位或与纤维蛋白低亲和力有关 |
| 主区域 2<br>（K2） | 176～262 | + | + | +（少一个氨基酸位置） | +（糖基修饰） | 同上 |
| 丝氨酸蛋白酶催化区（P） | 276～527 | + | + | +（4 个氨基酸置换物） | + | 溶栓活性部位 |

（1）rPA（重组纤溶酶原激活剂）：rPA 是 t-PA 的缺失变异体，野生 t-PA 分子中的指形区（finger）、表皮生长因子（EGF）和圈形区（Kringle）域缺失即变异为 rPA。这些突变导致半衰期延长至 18 分钟（大约为 rt-PA 的 4 倍），从而使 rPA 可用静脉注射法给药。RAPID-1（rPA 血管造影国际剂量探索研究）探索了不同剂量 rPA 的冠脉通畅率并与 rt-PA 进行比较，结果表明 rPA 给予 10 MU 静脉冲击量注射，30 分钟后再给予 10 MU 静脉冲击量注射，其 90 分钟冠脉造影通畅率（85.2％）高于 rt-PA（77.2％），TIMI3 级者 rPA 组（62.7％）亦高于 rt-PA 组（49.0％）。RAPID-2 结果也表明 rPA 双静脉冲击量给药的通畅率高于 rt-PA 加速给药，其 90 分钟冠脉通畅率分别为 83.4％和 73.3％，TIMI3 级分别为 59.9％和45.2％。但据 GUSTO-3 临床试

验 15 059 例患者的观察，30 天病死率在 rPA 组为 7.47%，rt-PA 组为 7.24%；脑卒中发生率分别为 1.64% 和 1.79%，差别均无显著性。该研究表明 rPA 与 rt-PA 比较并不能提供改善生存率方面的受益，脑卒中发生率亦相同，只是静脉冲击量给药较为方便。rPA 在 RAPID 试验中观察到的冠脉通畅率较高，但是却未在更大规模的 GUSTO 3 研究中导致降低病死率方面的优势，可能与下述几个因素有关：①规模较小的 RAPID 试验所观察到的 rPA 在通畅率方面的优势可能仅是出于偶然。②有证据提示，rPA 较 rt-PA 的再闭塞率高，由于 rPA 是 tPA 的缺失变异所制造的，其纤维蛋白特异性低于 rt-PA。另外，rPA 激活血小板较 rt-PA 更为明显。

（2）TNK-组织型纤溶酶原激活剂（TNK-t-PA）：TNK-t-PA 是 t-PA 的点突变体，通过生物工程技术特别保存野生 t-PA 的全部纤溶活性，但减慢药物清除，TNK-t-PA 从血浆清除较 rt-PA 慢 4 倍，因此，可允许单剂静脉冲击量给药，方便患者，延长作用时间；TNK-t-PA 的纤维蛋白特异性较野生 t-PA 强 14 倍，使之靶向性作用于梗塞相关的血栓而减少系统性纤溶酶原激活。另外，TNK-t-PA 对纤溶酶原激活物抑制物（PAI-1）的去活性的抵抗力较 t-PA 强 80 倍。其内在的致血栓作用小于其他纤溶酶原激活剂。这些特性都对其溶栓治疗作用有益。该药的主要有效性证据来自 TIMI10 临床试验。TIMI10 A 组试验采用单剂静脉冲击量给药，是一剂量滴定血管造影研究，结果表明 TNK-t-PA 单剂静脉注射 30～50 mg，90 分钟 TIMI3 级达 57%～64%。TIMI10 B 组随机对比 TNK-t-PA30 或 50 mg 单剂静脉注射给药和 rt-PA 加速给药的疗效，试验开始后不久 50 mg 的剂量内于颅内出血的危险性增加而改为 40 mg。结果表明，TNK-t-PA 40 mg 使 57% 的患者达到 TIMI 3 级灌注，与 rt-PA 相似，严重出血发生率两组也相似。较大规模的Ⅲ期临床试验正在进行中。另一与 TNK-t-PA 有关的问题是速度，其 60 分钟所达到的 TIMI 3 级血流比例可与其他溶栓药只有 90 分钟才能达到的比例相等；由于可单次静脉注射给药也加快了给药的速度。

（3）Lanoteplase（nPA）：nPA 是野生 t-PA 的缺失和点突变体，t-PA 分子中的指形区和 EGF 区缺失，圈形区域中的糖基化点突变。改变的分子半衰期延长至大约 37 分钟，可单剂量静脉注射给药，动物试验研究可改善纤溶活性。该药的 Ⅱ 期临床试验 In-TIME（静脉注射 nPA 早期治疗 MI）观察 nPA 3、15、20、60 和 120 $\mu g/kg$ 与加速给药的 rt-PA 的血管通畅率，发现 nPA 有明显量－效关系，最高剂量时 90 分钟 TIMI3 级血流（57％）高于（rt-PA 46％，P＝0.11），30 天病死率、重要出血、非致命性再梗死及心衰发生率两者差别无显著性。Ⅲ 期临床试验正在进行之中。

2）重组葡萄球菌激酶（r-Sak）：简称重组葡激酶，是源于金黄色葡萄球菌的纤溶酶原激活剂，由含有 136 个氨基酸的单链多肽组成，现由基因重组技术制造，像 SK 一样，它不能直接将纤溶酶原转化为纤溶酶，而是与纤溶酶原形成 1：1 化学计量的复合物。Sak-纤溶酶原复合物是无活性的，只有被纤溶酶原激活物转化为有活性的 Sak-纤溶酶复合物以后方能发挥作用。该药最具吸引力的特性之一是高度的纤维蛋白选择性，在无纤维蛋白存在的情况下，Sak 被抗纤溶酶迅速中和，而在有纤维蛋白存在时 Sak 在血栓表面高度抵抗 $\alpha_2$ 抗纤溶酶的中和作用，从而使纤维蛋白降解发生在血栓局部，而限制系统性纤溶酶原激活。在 STAR 临床试验中给予 r-Sak 10 mg 或 20 mg 于 30 分钟内静脉输注（1/10 剂量在 2 分钟内静脉注射，其余剂量在 30 分钟内静脉输注），与加速给药的 rt-PA 的疗效进行对比，给药后 90 分钟达到 TIMI3 级血流者 r-Sak 10 mg 组为 50％，20 mg 组为 74％，rt-PA 组 58％；90 分钟残余纤维蛋白水平为治疗前的（115±47）％，而 rt-PA 组为（68±42）％（P＜0.005），显示 r-Sak 冠脉再通作用至少与 rt-PA 同样有效，且较 rt-PA 具有更明显的纤维蛋白特异性。又有研究应用静脉冲击量给药方法，15 mg 在 5 分钟内注入，30 分钟后再重复静脉注射 15 mg，90 分钟 TIMI3 级者达到 68％，而 rt-PA 组为 57％；r-Sak 双剂量静脉冲击量给药后 90 分钟残余纤维蛋白原含量为用药前的（105±4.1）％［rt-PA 组为（68±7.5）％，P＜0.0 001］，同样表明具有显著的纤维蛋白特异性。

3）食血蝙蝠唾液纤溶酶原激活剂（bat-PA）：食血蝙蝠的唾液含有 4 种纤溶酶原激活剂，其中 bat-PA 是最大的蛋白质（含 477 个氨基酸），并且结构上与人类 t-PA 同源性最好。现已由基因重组技术制造。动物试验研究表明 bat-PA 具有高度纤维蛋白特异性，且可达到比 t-PA 更快、更持久的冠脉再通效果，临床试验正在进行之中。

（二）溶栓治疗的适应证

（1）持续性胸痛≥半小时含服硝酸甘油症状不缓解。

（2）相邻两个或更多导联 ST 段抬高在肢体导联＞0.1 mV、胸导＞0.2 mV。

（3）发病≤6 小时者。若患者来院时已是发病后 6～12 小时，心电图 ST 段抬高明显伴有或不伴有严重胸痛者仍可溶栓。

（4）年龄≤70 岁。

（5）70 岁以上的高龄急性 STEMI 患者，应根据梗塞范围，患者一般状态，有无高血压、糖尿病等因素，因人而异慎重选择。

（三）溶栓治疗的禁忌证

（1）两周内有活动性出血（胃肠道溃疡、咯血等），做过内脏手术、活体组织检查，有创伤性心肺复苏术，不能实施压迫的血管穿刺以及有外伤史者。

（2）高血压病患者经治疗后在溶栓前血压仍≥21.3/13.3 kPa（160/100 mmHg）者。

（3）高度怀疑有夹层动脉瘤者。

（4）有脑出血或蛛网膜下隙出血史，＞6 小时至半年内有缺血性脑卒中（包括 TIA）史。

（5）有出血性视网膜病史。

（6）各种血液病、出血性疾病或有出血倾向者。

（7）严重的肝肾功能障碍或恶性肿瘤等患者。

（四）溶栓步骤

（1）溶栓前检查血常规、血小板计数、出凝血时间及血型，记录基础 12 导联心电图，必要时加做右胸导联（$V_{3R} \sim V_{5R}$）和后壁导联（$V_7 \sim V_9$）。

（2）即刻口服水溶性阿司匹林 0.15～0.3 g，以后每日 0.15～0.3 g，3～5 日后改服 50～150 mg，出院后长期服用小剂量阿司匹林。

（3）静脉常用药种类及方法：①尿激酶（UK）：150 万 IU（约2.2 万 IU/kg）用 10 mL 生理盐水溶解，再加入 100 mL 5%～10%葡萄糖液体中，30 分钟内静脉滴入。尿激酶滴完后 12 小时，皮下注射肝素 7 500 U，每 12 小时一次，持续 3～5 天。②链激酶（SK）或重组链激酶（rSK）：150 U 用 10 mL 生理盐水溶解，再加入 100 mL 5%～10%葡萄糖液体中，60 分钟内静脉滴入。③重组组织型纤溶酶原激活剂（rt-PA）：用 rt-PA 前先给予肝素 5 000 U 静脉滴注。同时按下述方法应用 rt-PA：

国际惯用加速给药法：15 mg 静脉推注，0.75 mg/kg（不超过 50 mg）30 分钟内静脉滴注，随后 0.5 mg/kg（不超过 35 mg）60 分钟内静脉滴注。总量≤100 mg。

近年来国内使用 TUCC 小剂量法：8 mg 静脉推注，42 mg 于 90 分钟内静脉滴注。总量为 50 mg。rt-PA 滴毕后应用肝素每小时 700～1 000 U，静脉滴注 48 小时，监测 APTT 维持，在 60～80 秒，以后皮下注射肝素 7 500 U，每 12 小时一次，持续 3～5 天。

（五）监测项目

（1）临床监测项目：①症状及体征：经常询问患者胸痛有无减轻以及减轻的程度，捕捉冠脉再通征象；仔细观察皮肤、黏膜、咳痰、呕吐物及尿中有无出血征象。②心电图记录：溶栓前应做 18 导联心电图，溶栓开始后 3 小时内每半小时复查一次 12 导联心电图，（正后壁、右室梗塞仍做 18 导联心电图），以获得冠脉再通、心肌再灌注的有效证据。以后定期做全套心电图观察 ST-T 动态演变，导联电极位置应严格固定。

（2）用肝素者需监测凝血时间：可用 Lee White 三管法，正常为 4～12 分钟；或 APTT 法，正常为 35～45 秒。

（3）发病后 6、8、10、12、16、20、24 和 48 小时查 CK、CK-MB，以观察酶峰前移情况。

（六）冠状动脉再通的临床指征

1. 直接指征

冠状动脉造影观察血管再通情况，依据 TIMI 分级，达到Ⅱ、Ⅲ级者表明血管再通。

2. 间接指征

（1）心电图抬高的 ST 段在输注溶栓剂开始后 2 小时内，在抬高最显著的导联 ST 段迅速回降≥50%。

（2）胸痛自输入溶栓剂开始后 2～3 小时内基本消失。

（3）输入溶栓剂后 2～3 小时内出现再灌注心律失常。前、侧壁心梗常出现加速性室性自主心律、房室或束支阻滞突然改善或消失，下壁梗塞患者出现一过性窦性心动过缓、窦房阻滞伴有或不伴有低血压。

（4）血清 CK-MB 酶峰提前在发病 14 小时以内或 CK16 小时以内。

具备上述 4 项中 2 项或以上者考虑再通，但第 2 与第 3 项组合不能判定为再通。对发病后 6～12 小时溶栓者暂时应用上述间接指征（第 4 条不适用），有待以后进一步探讨。

（七）溶栓治疗的并发症

1. 出血

（1）轻度出血：皮肤、黏膜、肉眼及显微镜下血尿、或小量咯血、呕血等（穿刺或注射部位少量瘀斑不作为并发症）。

（2）重度出血：消化道大出血或大量咯血，腹膜后出血等引起失血性低血压或休克，需要输血者。

（3）危及生命部位的出血：颅内、蛛网膜下隙、纵隔内或心包出血。

2. 再灌注性心律失常

注意其对血液动力学影响。

3. 一过性低血压及其他的变态反应

一过性低血压可以是对溶栓剂的变态反应，更可能是溶栓成功时的再灌注的表现之一，多见于下、后壁 AMI 患者使用 SK 或 rSK 溶栓时。

### 三、急性 STEMI 的介入治疗

如上所述，急性 STEMI 早期溶栓治疗使血管再通，可显著降低病死率并改善生存者左心室功能和预后。然而溶栓疗法存在如下限制：①在全部急性 STEMI 患者中仅有约 1/3 适宜并接受了溶栓治疗，而未接受溶栓治疗的急性 STEMI 患者其病死率大大高于接受溶栓治疗者；②冠脉再通率和 TIMI3 级血流率低，溶栓后90 分钟时的通畅率最多达到 85%，TIMI3 级血流率仅 45%～55%；③冠脉再闭塞率和缺血复发率高，冠脉成功再通后，再闭塞率高达 20%，又由于残余狭窄的存在，约 15%～30%患者缺血复发。最终仅有 1/4 接受溶栓治疗的急性 STEMI 患者其 IRCA 达到迅速再通，并维持正常血流的理想结果；④出血并发症，特别是颅内出血发生率约 1%。由于上述溶栓疗法的限制，急性 STEMI 的冠脉介入治疗（PCI）已被广泛应用，并被证明是目前使 IRCA 恢复再通的最为高效的治疗措施，方法主要包括直接 PTCA、补救 PTCA 和原发性支架植入术。

（一）急性 STEMIPCI 的方法

1. 直接 PTCA

直接 PTCA 是指对急性 STEMI 患者不进行溶栓治疗，而直接行 PTCA 术，使闭塞的 IRCA 再通，恢复冠脉血流。直接 PTCA 自 1983 年 Hartzler 等首先报道以来，P 急性 STEMI、ZWOLLE、MAYO 以及 GUSTO-Ⅱb 等一系列临床研究均证实其有效和可行；与溶栓治疗相比，直接 PTCA 再通率高（＞90%），残余狭窄轻，左室功能更好，病死率、再梗死发生率和出血并发症发生率均更低；特别是对急性 STEMI 的"高危"患者（年龄＞70 岁，前壁 MI，HR＞100 次分，心功能＞KillipⅠ级或既往有 MI 史），其降低病死率的作用更明显。1997 年 Weaver 等对 10 项直接 PTCA和溶栓治疗的随机对照试验进行荟萃分析也显示：急性 STEMI 直接 PTCA 者（n＝1 348）30 天和 6 个月的病死率显著低于溶栓治

疗者（n=1 377），（30 天：4.4％对 6.6％，P=0.02；6 月：5.1％对 7.5％；P=0.039）；非致死性再梗死发生率也均显著低于溶栓者（3 月：2.9％对 5.3％，P=0.002；6 月：4.2％对 8.4％，P=0.0 001）；30 天脑卒中和颅内出血发生率也比溶栓者显著降低（0.66％对 1.88％，P=0.01 和 0.07％对 1.09％，P<0.001）。特别是直接 PTCA 比溶栓治疗降低 30 天和 6 个月时的死亡或非致死性再梗死发生率更突出，分别为 40％（7.2％对 11.9％，P=0.001）和 37％（9.6％对 15.2％，P=0.0 001）。这些研究提示急性 STEMI 直接 PTCA 优于溶栓治疗。

直接 PTCA 也可明显降低急性 STEMI 并发心源性休克的病死率。急性 STEMI 并发心源性休克内科治疗的病死率高达 80％～90％，静脉溶栓治疗（GISSI 研究）的病死率仍高达 70％，而直接 PTCA 可使其病死率降至 50％以下。文献报道的非随机临床研究结果显示急性 STEMI 并发心源性休克直接 PTCA 成功者的存活率为 58％～100％，未成功者仅为 0％～29％。晚近，SHOCK 临床试验将 302 例急性 STEMI 并发心源性休克的患者随机分成急诊血管重建组（n=152）和初始内科治疗后晚期血管重建组（n=150，包括溶栓、IABP 等），两组接受溶栓治疗者分别为 49％和 64％，血管重建治疗分别为 87％和 34％（P<0.001）。结果两组 30 天病死率分别为 46.7％和 56.0％（P=0.11），但六个月的病死率在前者则显著低于后者（53.0％对 63.1％，P=0.027）。特别是在 PTCA 的患者中，61％恢复了 TIMI Ⅲ 级血流，与未恢复 TIMI Ⅲ 级血流者相比，30 天病死率显著降低（35％对 65％，P<0.001）；对急诊血管重建组进一步分析发现<75 岁、心肌梗死（MI）在 6 小时内和既往有 MI 病史的患者 30 天的病死率均比内科稳定治疗组能显著降低，分别为 41％对 57％（P<0.01）、37％对 63％（P<0.01）和 40％对 68％（P<0.01）。1 年时急诊血管重建组的生存率益处依然存在（47.6％对 33.6％，P<0.03），且 83％存活者的心功能良好，为 NYHA Ⅰ 或 Ⅱ 级。该研究提示对急性 STEMI 并发心源性休克的患者应当立即插入 IABP 行冠脉造影和急诊 PTCA

血运重建，进一步肯定了 PTCA 对治疗心源性休克的价值。研究表明急性 STEMI 并发心源性休克的患者发病 36 h 内，年龄＜75 岁，在休克后 18 小时内进行直接 PTCA 者都可能获益。

2. 补救性 PTCA

补救性 PTCA 是指急性 STEMI 溶栓治疗未成功，再行 PTCA 治疗。目的在于使溶栓后仍闭塞的 IRCA 再通。早年 TIMI-5 研究就显示补救性 PTCA 比药物治疗的患者出院前 IRCA 通畅率更高、MI 区节段收缩运动更好和更低的心肌缺血复发率。RESCUE 研究对 151 例前壁急性 STEMI 溶栓治疗后 TIMI 0～1 级血流的患者随机分成补救性 PTCA 和内科治疗组，30 天时 PTCA 组运动 EF 较内科治疗组高（45％对 40％，P＝0.05），死亡及心功能Ⅲ、Ⅳ级者更少（6.4％对 16.6％，P＝0.05），两组间的差异至随访一年时仍显著，确定了补救性 PTCA 的疗效。研究发现补救性 PTCA 能改善 MI 区的节段运动和左室整体功能，并能降低高危患者发生心力衰竭、休克和死亡的风险。补救性 PTCA 成功者的预后与溶栓成功者相似，而补救性 PTCA 不成功者的病死率很高。因此，目前对于溶栓治疗后临床判断或怀疑冠脉未通的急性 STEMI 患者，特别是发病时间较早和高危患者应行急诊冠脉造影，若 IRCA 是 TIMI 0～2 级血流，应行补救性 PTCA，对溶栓治疗后 TIMIⅢ级血流者则不应行 PTCA。

补救性 PTCA 改善急性 STEMI 预后的机制有：①若有缺血心肌存在，IRCA 再通后可挽救缺血心肌，缩小梗死面积，改善心功能；②若无缺血心肌存在，虽不能挽救缺血心肌而缩小梗死面积，但可促进 MI 区愈合，防止 MI 区扩展和左室重构，从而保护心功能，改善患者预后。总之，急性 STEMI 后即使＞12 小时，对闭塞的 IRCA 实施补救性 PTCA 依然有益。

3. 直接或原发性支架（primary stenting）植入

传统上，支架植入由于本身有血栓形成的并发症而禁用于富含血栓病变的急性 STEMI，而近年来，由于支架的改进，植入技术的完善（高压扩张，支架与血管贴紧不留缝隙）和抗血小板治疗的加强（阿司匹林—氯吡格雷）使支架内血栓形成的并发症大大降低，支架植入已能用于急性 STEMI 的治疗，包括直接 PTCA 并发夹层或急性闭塞时植入（bail-out stenting），以保持血管通畅，也可原发性植入。由于急性 STEMI 直接（或补救性）PTCA 时单纯球囊扩张的血管急性闭塞发生率较高，血管再闭塞或再狭窄可致缺血复发，从而限制了急性 STEMI 患者的受益，因此，若球囊扩张后植入支架对于保持 IRCA 通畅，防止其再闭塞或再狭窄，将会使急性 STEMI 患者得益更多。目前有 9 个临床试验对比评价了直接支架植入与直接球囊扩张血管成形术，两者死亡率（3.0% vs 2.8%）和再梗死率（1.8% vs 2.1%）无显著差异，然而支架植入后主要的不良心脏事件降低，主要是支架组的二次靶血管重建减少。Zwolle 试验将 227 例急性 STEMI 患者随机分成原发支架植入（n＝112）和直接 PTCA（n＝115）组。结果随访中在两组病死率虽相似（2%对 3%，P＞0.05），但再梗死发生率和靶血管需血管重建率在支架组均显著低于 PTCA 组，分别为 1%和 7%（P＝0.036）和 4%对 17%（P＝0.0 016）；无心脏事件存活率在支架组则显著高于 PTCA 组（95% vs 80%，P＝0.012）。STENTP 急性 STEMI 研究将 900 例急性 STEMI 患者随机分成 PTCA 或 PTCA＋肝素涂层支架组，结果显示 6 个月时的联合终点（死亡、致残性脑卒中和靶血管重建术即 TVR）发生率在支架组显著低于 PTCA 组（12.4%对 21.0%，P＜0.01），这主要是由于其中 TVR（Target vessel revascularization）在支架组显著低于 PTCA 组所致（7.5%对 17%，P＜0.0 001）。晚近，CADILLAC 研究（n＝2 655）对比了急性 STEMI 原发支架植入和直接 PTCA 用或不用血小板 GPIIb/IIIa 受体阻滞剂 abciximab 的临床疗效，结果显示支架植入（用或不用 abciximab）使 6 个月时的主要不良事件发生率比直接 PTCA 者减少一半（10.8%和 10.9% vs 20%）。可见，急性 STEMI 原发性支架植入术由于术后最小管腔直径更大，早期和晚期缺血复发率低，晚期 TVR 低，因而效果比单纯球囊扩张更好。目前认为，对急性 STEMI 患者行直接（或补救性）PTCA 时，可常规植入支架。

急性 STEMI 时，急诊 PTCA 或支架植入的操作方法与常规方法相似，急性期一般只对 IRCA 进行再通；血流动力学不稳定或心源性休克时，冠脉造影及介入应在 IABP 下进行。当然，由于急性 STEMI 急诊 PTCA 或支架植入时的风险较大，技术要求更高，因此，应在条件较好的导管室，由已熟练掌握常规 PTCA 支架植入技术的经验丰富者进行，并且应在急性 STEMI 就诊后 60～90 分钟内开始，来院球囊扩张（door to balloon）时间应＜120 分钟，不应延误。

（二）急性 STEMI 介入治疗的适应证

直接 PCI 与溶栓治疗相比，梗死相关动脉再通率高，达到心肌梗死溶栓试验（TIMI）3 级血流者明显多，再闭塞率低，缺血复发少，且出血（尤其脑出血）的危险性低。近年来，AMI 患者 PCI 的最新进展是直接（primary）支架植入术。根据 Zwolle、Stent PAMI 和 CADILLAC 等直接植入支架与直接 PTCA 的随机对照研究结果，常规植入支架在降低心脏事件发生率和减少靶血管重建方面优于直接 PTCA。因此，支架植入术可较广泛用于 AMI 患者的机械性再灌注治疗。依据 ACC/AHA 指南，对某些治疗适应证的建议以如下方式表达：

Ⅰ类：指那些已证实和（或）一致公认有益、有用和有效的操作和治疗。

Ⅱ类：指那些有用和有效性的证据尚有矛盾或存在不同观点的操作和治疗。

Ⅱa 类：有关证据和（或）观点倾向于有用和（或）有效。

Ⅱb 类：有关证据和（或）观点尚不能充分说明有用和（或）有效。

Ⅲ类：指那些已证实和一致公认无用和（或）无效，并对有些病例可能有害的操作和治疗。

1. 直接 PCI

（1）伴有 ST 段抬高或新出现的完全性左束支传导阻滞（LBBB）的心肌梗死患者，能在发病 12 h 内施行 PCI；或是发病

12 h 后仍有症状者，由有经验的介入医生在具备一定条件的导管室及时施行 PCI，为公认的适应证（Ⅰ 类适应证）。

（2）伴有 ST 段抬高或新出现的完全性 LBBB 的心肌梗死患者，发病 36 h 内发生心源性休克，年龄＜75 岁，可以在休克发生 18 h 内由有经验的介入医生在具备一定条件的导管室完成 PCI 者，亦为公认的适应证（Ⅰ 类适应证）。

（3）适宜再灌注治疗而有溶栓治疗禁忌证者，直接 PCI 可作为一种再灌注治疗手段（Ⅱa 类适应证）。

（4）AMI 患者非 ST 段抬高或上抬的 ST 段已回落，但梗死相关动脉严重狭窄、血流减慢（TIMI 血流≤2 级），如可在发病 12 h 内完成可考虑进行 PCI（Ⅱb 类适应证）。

（5）在心肌梗死急性期治疗非梗死相关动脉；已经溶栓治疗，目前没有心肌缺血的症状；发病已经超过 12 h，目前没有心肌缺血的证据；术者经验不足。上述情况均属于相对禁忌证（Ⅲ 类适应证）。

2. 补救性 PCI

溶栓治疗成功，梗死相关动脉再通，已恢复 TIMI3 级血流后，症状基本消失的患者即刻 PCI 治疗狭窄病变，对挽救缺血心肌、预防再梗死和降低死亡率没有明显益处。有试验显示，溶栓治疗成功后即刻球囊扩张可使穿刺部位血管出血、心肌缺血复发、急诊冠状动脉旁路手术和死亡等并发症增加。是禁忌证（Ⅲ 类）。

溶栓治疗失败后患者仍然有持续胸痛或反复心肌缺血，此时行补救性 PCI 可降低住院病死率和心力衰竭发生率。但是应该注意溶栓药物对 PCI 的影响，溶栓药物只能溶解血栓的纤维蛋白成分，暴露出来的凝血酶不仅可以激活更多的凝血酶原，而且是最强的天然血小板聚集的激活剂，此时补救性 PCI 的血栓并发症可能高于直接 PCI。另外，溶栓药物、肝素、抗血小板药物的联合应用可以增加局部或内脏出血的可能性。

（1）溶栓后仍有明显胸痛，ST 段抬高无显著回落，临床提示未再通或有再梗死证据者，为补救性 PCI 公认的适应证（Ⅰ 类）。

（2）心源性休克或血液动力学不稳定者可行 PCI（Ⅱa 类）。

（3）溶栓失败后 48～72 h 常规 PCI；溶栓成功后即刻 PCI 治疗狭窄的梗死相关动脉（TIMI3 级血流），均属于相对禁忌证（Ⅲ类）。

3. 急性 STEMI 恢复期的择期 PCI

出院前常规行冠状动脉造影和 PCI 虽有争论，但应当积极实施。DANAMI 试验显示，如果患者运动试验有缺血，积极的血管重建治疗优于药物保守治疗。再灌注治疗 AMI 的主要机制被认为是挽救濒临坏死的缺血心肌。但许多证据表明，即使在数小时或数天后开通梗死相关动脉也能改善预后，其机制不是挽救心肌，而是预防梗死区扩张和膨胀、左心室重塑和恶性室性心律失常，这些都有利于改善 AMI 患者的生存率。我们认为该类患者行冠脉造影的必要性在于可了解其冠脉解剖和心功能状态，为进一步治疗提供科学依据，并使患者得益。对 IRCA 狭窄≤60%，服药，降脂治疗即可；狭窄＞70%，PTCA＋支架植入；左主干病变或（＋）多支病变（至少一支为 100%，估计 PCI 难以成功）者可尽早行 CABG，减少猝死的危险；对大室壁瘤者，可尽早手术切除心室减容，以预防心室重构和心衰。而对非 IRCA 严重狭窄或高危病变的及时 PCI 治疗则可最大限度地降低缺血事件再发的隐患，尤其是可降低再梗死时心源性休克和猝死的发生率。因而，急性 STEMI 患者在恢复期，应当行冠脉＋左室造影，并行血运重建治疗（PCI 或 CABG），以利于患者完全康复。

当然，AMI 患者恢复期（择期）PCI 的时间宜在此次心梗后 2 周左右进行，危重患者可延长至 3～4 周或更长时间，切忌过早。以利患者病情和病变稳定，减少 PCI 时无再流、血栓性闭塞等并发症的发生。

**四、再灌注治疗的辅助抗血小板治疗和抗凝治疗**

易碎或高危斑块破裂后，其内容物充满脂质、胶原蛋白和组织因子，可激活内源性和外源性凝血瀑布样连锁反应。溶栓后残留的附壁血栓，其表面的纤维蛋白可结合凝血酶，有高度的致血栓活性；溶栓剂激活的纤溶酶可激活凝血因子 V，通过凝血酶原激酶复合体（prothrombinase complex）有助于加速凝血酶形成；血栓溶解过程中，血小板可被溶栓剂直接激活，或被凝血酶或纤溶酶间接激活。再灌注治疗同时辅助抗血小板和抗凝治疗在急性心肌梗死的整体治疗中有着重要作用，是整体治疗的连接附属环节和不可分割的部分，可减少血管再闭塞和再梗塞的发生，有利于改善和维持冠脉再灌注的疗效、挽救存活心肌、预防复发事件、改善急性心肌梗死患者的近远期预后和降低病死率。

（一）抗血小板治疗

1. 阿司匹林

ISIS-2 研究表明急性心肌梗死患者 35 天时的病死率与安慰剂组相比，单用阿司匹林组与单用链激酶组分别降低了 23％和 25％，而阿司匹林与链激酶合用组则降低了 42％。说明阿司匹林可显著提高急性 STEMI 患者的生存率，也说明阿司匹林在溶栓治疗中的协同作用，可预防或延缓再通血管再闭塞。阿司匹林起效快，抑制血小板环氧合酶，阻止花生四烯酸代谢合成血栓烷（TXA2），选择性抑制 TXA2 诱导的血小板聚集。除外真正阿司匹林过敏者，所有急性 STEMI 患者均应尽早使用阿司匹林并长期服用。患者就诊时立即服用阿司匹林 300 mg，为能尽快吸收，水溶剂最好，剂量每日300 mg。溶栓治疗者 3 天后改为每日 100 mg 维持量，行介入治疗者 3 月后改为每日 100 mg 维持量。研究表明阿司匹林维持剂量能不可逆地抑制血小板环氧化酶，不显著增加胃肠道和脑出血的发病率。

2. 噻氯匹啶和氯吡格雷

两药均是 ADP 受体阻滞药，化学性质十分类似，对 ADP 诱导的血小板聚集有较强的抑制作用，对胶原、凝血酶、TAX2 及血小板活化因子等诱导的血小板聚集也有抑制作用。噻氯匹啶口服48 小时后开始起效，3～5 日后达高峰，其主要的不良反应是导致患者白细胞减少，在急性心肌梗死患者中很少使用。氯吡格雷首剂口服 300 mg，此后每日 75 mg 维持，白细胞减少的不良反应较少。接受支架治疗的急性 STEMI 推荐使用阿司匹林和氯吡格雷联合使用，目前尚无溶栓药和氯吡格雷合用安全性方面的临床资料，但对阿司匹林过敏的患者可考虑使用以减少血管闭塞的危险。

3. 血小板糖蛋白Ⅱb/Ⅲa受体阻滞药

单独应用血小板糖蛋白Ⅱb/Ⅲa（GPⅡb/Ⅲa）受体阻滞药再灌注的研究没能使足够多的患者恢复 TIMI3 级血流，因此单用糖蛋白Ⅱb/Ⅲa阻断剂不是药物溶栓的可行方案。但近年来的研究发现糖蛋白Ⅱb/Ⅲa受体阻滞药与溶栓药物合用可以取得抗血小板聚集和纤溶作用，进一步改善梗死区心肌再灌注和收缩功能。TIMI-14 研究对比评价了血小板 GPⅡb/Ⅲa 抑制剂 abciximab 与溶栓治疗联用对血管再通和再灌注的影响，发现 abciximab 与半量 t-PA（50 mg）溶栓联用比全量 t-PA（100 mg）溶栓单用更有效。溶栓成功后 90 分钟时的再通率（血流 TIMI2＋3 级）分别为 93％和78％，TIMI3 级血流率分别为 77％和 62％（P＝0.01），即使 60 分钟时的 TIMI3 级血流率分别为 72％和 43％（P＝0.0 009）。同时还发现 90 分钟时 ST 段完全回落到等电位线（可作为反映心肌恢复灌注的指标）在联用组显著多于全量溶栓组，特别是 151 例 TI-MI3 级血流的亚组中结果也一样，90 分钟 ST 段完全回落率在联用组和全量溶栓单用组分别为 69％和 44％（P＝0.0 002）。回顾分析还发现决定 TIMI3 级血流灌注的三大因素为发病到溶栓治疗的时间、IRCA 和应用 abciximab。发病到治疗时间愈短，达到完全再灌注的患者比例越高；右冠脉（RCA）和左回旋支（LCX）的TIMI3 级血流率也显著高于左前降支（LAD）；尤其是使用血小板GPⅡb/Ⅲa 受体阻滞剂 abciximab 是完全再灌注的最重要的决定因素。它与半量 t-PA 联用时，90 分钟 TIMIⅢ级血流率高达 77％，而全量 t-PA 溶栓单用时才 62％（P＝0.02）。GUSTO-V 研究则入选了 16 588 例发病 6 h 以内的急性 STEMI 患者，观察了半量 rPA与 abciximab 合用和全量 rPA（10 U＋10 U）对死亡率的影响，发现两组间 30 天死亡率相似（5.9％ vs 5.6％），但联合治疗非致死性再梗死比率下降（2.3％ vs 3.5％，P＝0.0 001）；联合治疗最大死亡获益见于前壁心肌梗死，年龄＜75 岁的前壁急性 STEMI 患者，联合治疗组 30 天死亡率比全剂量组显著降低（4.4% vs 5.8%），但一年死亡率在两组间无显著差异（7.1% vs 8.0%）；颅内出血在两组间相同（0.6%），但中重度出血在联合治疗组上升（4.6% vs 2.3%）；过量出血的危险似乎局限于＞75 岁的老年患者，颅内出血联合治疗组为 2.1%，全剂量组为 1.1%（P＝0.069），而年龄＜75 岁患者两组间出血发生率相似（0.5% vs 0.4%）。与 GUS-TO-V 研究相似的结果还见于 ASSENT-3 研究。

血小板 GP II b/III a 受体阻滞剂在急性 STEMI 介入治疗中的有关作用首先来自于 EPIC 研究。Lefkovits 分析总结了该研究中 3% 同时接受了急诊 PTCA＋abciximab 治疗的急性 STEMI 亚组的结果，发现 30 天的死亡、再梗死、再次介入治疗或需外科搭桥的发生率比对照组降低了 83%（4.5% 对 26.1%，P＝0.06）。该亚组病例数量少（n＝64 例），但 abciximab 治疗组 6 个月时缺血事件（再梗死或再次血运重建）发生率比安慰剂组降低了 91%（4.5% vs 47.8%，P＝0.002）；特别是在 abciximab＋直接 PTCA 组的 30 天～6 月的随访期中，无 1 例发生死亡、再梗死或需再次血运重建。此后，PAPPORT 研究专门评价了直接 PTCA＋abciximab 方案的疗效。共 483 例急性 STEMI 患者接受了直接 PTCA 术并随机分成 abciximab 和安慰剂组，结果 7 天、30 天和 6 月死亡、再梗死和急诊目标血管血运重建术（TVR）的复合风险分别降低 67%、48% 和 35%；而且术后 7 天时的死亡、再梗死和预料外保护性支架植入（bail-out stenting）率降低了 70.2%（从 4.7% 降至 1.4%，P＝0.047），从而进一步证明了 abciximab 在急诊 PTCA 中的保护价值。Neumann 等进一步评价了 abciximab 对急性 STEMI 冠脉血流和功能恢复的影响，发现急性 STEMI 支架植入时合用 abciximab 能增加或改善心肌灌注，保护心功能，改善急性 STEMI 患者预后。共 200 例急性 STEMI 患者发病 48 小时内植入冠脉支架后随机分成标准剂量肝素（n＝98）或 abciximab＋低剂量肝素（n＝102）两组。结果显示植入支架后即刻，两组冠脉再通后基础血流速度和罂粟碱激发后的峰值血流速度（Doppler 导丝测定）相似。术后 14 天时，两组冠脉内平均峰值流速均已显著增加，且在 abciximab 组增加更显著，接近肝素组的 2 倍（18.1cm・s$^{-1}$，95%的可信限：13.6～22.6 cm・s$^{-1}$ 对 10.4 cm・s$^{-1}$，95%的可信限：5.4～15.4 cm・s$^{-1}$）；而基础冠脉内血流速度仅在 abcixmab 组增加显著。多因素回顾分析发现 ahciximab 治疗是冠脉峰值流速增加的唯一独立预测因素。冠脉血流增加意味着微血管功能或心肌灌注改善，故心功能也增强。共 151 例进行了心功能分析（abciximab 组 79 例，肝素组 72 例），显示支架植入后即刻，两组梗死区功能相似，室壁运动指数（WMI）分别为 −2.08 和 −2.04，LVEF 分别为 55.7%和 53.5%，运动低下区的轴数 1.89（P=0.017），LVEF 分别为 62.2%和 55.9%（P=0.003），运动低下区域的轴数分别为 17 和 25（P=0.016）。多因素回顾分析发现 WMI 增加的两个独立因素是 abciximab 的应用和支架植入前的 TIMI 血流级别；同时还观察到冠脉内峰值血流的变化与 WMI 的变化显著相关（r=0.20，P=0.022）。可见，AMl 支架植入应用 abciximab 不仅仅是能维持大血管通畅，而且能改善心肌或微循环的再灌注，从而改善 MI 区低下的心功能。abciximab 改善心肌灌注和功能的作用也能转化成临床预后的改善。Neumann 等报道的结果显示，abciximab 使 AMl 30 天时的复合终点（死亡、再梗死或 TVR）比肝素降低了 53%（P=0.038）。血小板 GPⅡb/Ⅲa 受体阻滞剂 abciximab 改善再灌注的机制主要通过减少与介入治疗有关的冠脉微血管的血小板血栓栓塞，在保持 IRCA 通畅的同时，改善了冠脉微血管的功能，而增加冠脉再通后心肌再灌注，Smyth 的研究也显示，40 例前壁急性 STEMI 植入支架后随机分成 abciximab＋小剂量肝素和标准剂量肝素单用两组，两组再灌注失败（未达 TIMI3 级血流或残余狭窄≥50%）或"慢血流"现象的联合发生率分别为 10%和 35%（P=0.04）。可见，冠状动脉微血管功能障碍是急性 STEMI 冠脉内介入治疗后出现"无血流"或"慢血流"的主要原因，而 abciximab 的作用机制就是有效防治了微血管功能障碍的结果。

（二）抗凝血酶治疗

1. 肝素

肝素通过增强抗凝血酶Ⅲ的活性而发挥抗凝作用，也被称作"间接凝血酶抑制剂"。在溶栓年代以前，临床研究已证实静脉肝素可显著改善急性心肌梗死患者的预后，减少肺栓塞、脑卒中和再梗塞的危险，但出血并发症增加了 2～4 倍。而在溶栓治疗年代，一系列大规模临床试验中溶栓剂与阿司匹林合用，却鲜有研究评价肝素辅助溶栓的确切疗效。大规模临床试验 ISIS2、GUSTO 等证明静脉和皮下肝素注射和链激酶合用与单用链激酶相比病死率无差异，而急性 STEMI-SK 研究则发现肝素的辅助抗凝为链激酶溶栓所必需。目前一致的意见是使用 rt-PA 等半衰期短的纤维蛋白选择性溶栓药时应同时肝素抗凝，用 rt-PA 之前静脉推注肝素 5 000 U，rt-PA 滴完后持续静脉泵入肝素约 800～1 000 U/h，监测 APTT 维持在使用肝素前的 1.5～2 倍，48 h 后改为皮下注射，7 500 U 每 12 h 一次，约 3～5 天。对使用链激酶和尿激酶的患者，血栓溶解后病变部位的凝血酶的强致血栓作用，也应使用肝素防治再梗塞，尤其是前壁和大面积梗塞，易形成附壁血栓，且急性期患者活动少，可预防静脉血栓形成。对于选择直接 PCI 术作为常规再灌注治疗时，一般可给予 7 500～10 000 U 自动脉鞘管注入，使 ACT 时间≥300 秒，操作每延长 1 小时，补充肝素 1 000 U。

2. 低相对分子质量肝素

低相对分子质量肝素和肝素一样，虽然也通过与抗凝酶-3 结合而发挥抗凝作用，但其抗 Xa 因子的作用大大强于普通肝素，抗因子 Xa 与抗凝血酶-Ⅲ比率根据不同的低分子肝素为 4∶1～2∶1，而普通肝素为 1∶1。低分子肝素更少与血小板因子 4 及其他血浆蛋白结合，因而生物利用度＞90％，血浆清除慢，半衰期较长，抗因子 Xa 活性持续 3～4 h，抗凝作用个体差异较小。低分子肝素根据体重调节剂量，皮下注射可以不用实验监测，血小板减少并发症很少。ASSENT-3 试验中，入选的急性 STEMI 患者接受 rt-PA 和普通肝素或依诺肝素联合治疗，依诺肝素组联合终点每一项指标，30 天死亡率、住院期再梗死率或住院期再缺血率均较普通肝素组降低，但非中枢出血性并发症发生率有增高趋势，尤其在年龄＞75 岁的老年患者（7.2％对 4.1％）；而随访一年时，两组联合终点事件的发生率却无显著差异。ASSENT-3 PLUS 试验则显示，rt-PA 和依诺肝素或普通肝素合用治疗急性 STEMI，依诺肝素组的严重出血和颅内出血均高于普通肝素组（4.0％ vs 2.8％，P＝0.18；2.2％ vs 1.0％，P＝0.05），几乎所有的颅内出血均发生于年龄＞75 岁的患者。目前尚无证据急性 STEMI 溶栓治疗时低分子肝素辅助抗凝作用优于普通肝素，故仅在溶栓 48 小时后可用低分子肝素代替肝素皮下注射。

3. 直接凝血酶抑制剂

肝素和低分子肝素在溶栓辅助抗凝时有其局限性，如均需通过抗凝酶Ⅲ、肝素辅助因子Ⅱ、血小板因子 4 等进行内源性调节；不能抑制血凝块中的凝血酶和 Xa；肝素可诱导血小板减少，合并出血和血栓形成。而凝血酶抑制剂通过直接抑制凝血酶而产生抗凝作用，且相对分子质量小，可渗入血栓而抑制凝固血块中的凝血酶，故可能比肝素和低分子肝素更有效。一项荟萃 11 个临床试验、入选患者＞3.5 万的研究对比分析了直接凝血酶抑制剂和普通肝素的疗效差异，结果显示急性 STEMI 患者接受水蛭素或比伐卢定（bivalirudin，重组生产的二阶水蛭素）治疗可使急性 STEMI 发生率减少 25％，而单阶凝血酶抑制剂如 argatroban、efegatran、inogatran 等疗效差异不明显；与肝素相比，比伐卢定的严重出血并发症较低，水蛭素则较高，而应用单阶抑制剂则无显著变化。HERO 试验评价了两种比伐卢定剂量方案对急性 STEMI 相关动脉早期完全血管再通的效果，以及它们与肝素比较的相对安全性。结果显示链激酶溶栓后 90 分钟，比伐卢定低剂量和高剂量组达TIMI3 级的病例明显增加（46％和 48％对 35％）。低剂量、高剂量比伐卢定组和肝素组 48h 冠脉再闭塞率分别为 5％、1％和 7％，随访 35 日复合终点事件分别为 19％、17％和 25％，严重出血发生率分别为 14％、19％和 25％。提示比伐卢定即使大剂量给药，安全性也好于静脉注射肝素。后来进行的 HERO-2 研究则为一项荟萃分析，共入选了 17 073 例急性 STEMI 患者，结果显示比伐卢定和肝素相比并不能减少死亡率（10.8% 对 10.9%），但发病 96 h 时比伐卢定组的再梗死率较低；而严重出血并发症和颅内出血并发症均在比伐卢定组比肝素组较高。目前 ACC/AHA 委员会建议，链激酶溶栓肝素辅助抗凝而诱导血小板减少的患者中，比伐卢定可替代普通肝素作为溶栓辅助用药。

### 五、冠状动脉的联合介入治疗

冠状动脉联合介入治疗（facilitated PCI，或联合 PCI）是指急性 STEMI 溶栓、血小板 GPⅡb/Ⅲa 受体阻滞剂和介入联合的三联治疗（Triple therapy）。三者优势互补以达到最为理想的早期和最终冠脉再灌注。冠脉联合介入治疗实际上是指减量溶栓剂、GPⅡb/Ⅲa 受体阻滞剂和介入治疗联用，其优势在于既改善急性 STE-MI 早期，也改善急性 STEMI 晚期的心肌再灌注。

虽然 T 急性 STEMI 和 TIMIⅡA 研究因急性 STEMI 溶栓治疗后立即 PTCA（immediate PTCA）增加病死率、需急诊搭桥和再次 PTCA 的发生率，而曾经否定了溶栓和介入联合治疗的策略，但由于血小板 GPⅡb/Ⅲa 受体阻滞剂的问世和临床应用，以及介入器械改进、技术的完善和经验的提高，又使得溶栓＋介入联合治疗急性 STEMI 的策略成为可能。在 PACT 研究初步证明在支架和血小板 GPⅡb/Ⅲa 受体阻滞剂应用的时代，急性 STEMI 溶栓后早期行介入治疗是安全的基础上，SPEED 利 TIMI-14 两项临床试验均证明了冠状动脉联合介入治疗的有效和安全性。

SPEED 研究主要对比评价了小剂量溶栓治疗＋abciximab＋早期 PCI 的三联治疗对急性 STEMI 患者的疗效和安全性。重点对比 ①早期 PCI 与非 PCI 的结果；②PCI 前 TIMI 0～1 级与 2～3 级血流的结果；③3 个不同治疗方案的结果。结果显示早期 PCI（n＝323）的成功率为 88%，植入支架者为 78%，30 天时主要心血管事件均比非 PCI 者（n＝162）显著为低，其中死亡率分别为 3.4% 和 3.7%（P＞0.05），再梗死分别为 1.2% 和 4.9%（P＜

0.05)，和急诊血运重建术分别为 1.6％和 9.3％（P＜0.05）。临床成功率（30 天时无死亡、再梗死和急诊血运重建术）在 PCI 组也显著高于非 PCI 组（94.4％对 83.8％，P＜0.001）。有 294 例评价了 TIMI 血流，发现 TIMI 2～3 级血流从 PCI 前的 66％增加到 PCI 后的 98％（P＜0.001）。特别是联用 abciximab 和减量 r-tPA 溶栓的 PCI 使 90 分钟时 TIMI3 级血流率达到 86％；也使死亡、再梗死和紧急血运重建复合终点（5.9％）低于单纯 abciximab（8.1％）和 r-tPA（7.1％）组。可见联合介入治疗是安全和有效的。

　　TIMI-14 研究中有 12％的患者（n＝105）在溶栓 90 分钟冠脉造影后经受了 PCI，其中与 abciximab 和溶栓治疗联用的 PCI 患者的 ST 段迅速回落（为组织再灌注指标）率比单用溶栓治疗显著增高（49％ vs 8％，P＝0.002）；这种差别在 PCI 前已有 TIMI3 级血流的患者中更明显（57％对 1％，P＝0.04）；同样，在既联合用药又有 TIMI3 级血流的患者中，ST 段迅速回落率在早期 PCI 患者也显著高于非 PCI 患者（57％ vs 24％，P＝0.006）。这些结果均提示与 abciximab 和溶栓联合的 PCI 有助于提高心肌再灌注，即使在 PCI 前已达 TIMI3 级血流的患者中也不例外。联合 PCI 具有如下优点：①因联合给药时间早，可使急性 STEMI 患者更快获得 TIMI 3 级血流再通；②因早期 PCI 可使急性 STEMI 患者最终 TIMI3 级血流者更多；③因事先已使用溶栓剂和血小板 GPIIb/IIIa 受体阻滞药使更多患者获得冠脉再通、病情稳定，而使急性 STEMI PCI 的预后明显改善；④心肌灌注明显改善。可见联合 PCI 的优势在于既改善急性 STEMI 早期也改善急性 STEMI 晚期的心肌再灌注。

### 六、急性 STEMI 的理想再灌注治疗

　　急性 STEMI 早期冠脉再通后，只有恢复心肌有效的再灌注才能挽救缺血心肌、保护 MI 区功能并降低病死率。这主要是依赖于闭塞的 IRCA 恢复 TIMI3 级血流，因为只有 TIMI3 级血流才能使 MI 区收缩功能（EF）得到很好的恢复，小于这一血流不仅 MI 区

收缩功能差，而且患者的预后也无异于无灌注的患者。急性 STE-MI 急诊 PCI 使冠脉再通后，约 10%～30% 的患者可并发无再流或慢血流现象（no-reflow or slow-flow phenomenon），不能实现心肌组织的有效再灌注；而近年来的研究发现 IRCA 的血流即使达到了 TIMI3 级，也不一定就恢复了心肌或微血管的再灌注。同位素正电子发射断层显像（PET）和心肌声学造影显示急性 STEMI 患者 IRCA 已恢复 TIMI3 级血流者 MI 区（与正常节段相比）仍有明显的灌注缺损；Doppler 导丝测得冠脉血流速度和冠脉血流储备仍低下；2 周时 MI 区功能改善不多，均提示心肌微循环灌注降低。因此，急性 STEMI 的理想再灌注治疗应当是在冠脉已再通的基础上，实现心肌水平的完全再灌注。

（一）影响心肌再灌注的因素

急性 STEMI 冠脉再通后产生无再流的机制或影响心肌再灌注的可能因素如下。

1. 冠脉微血管栓塞

在急诊 PCI 成功使闭塞冠脉再通的同时，冠脉病变处的微血栓、血小板和粥样斑块碎片等微栓子可随血流反复或一次栓塞远端各级微血管。这是影响心肌再灌注并产生无再流现象的最重要、最始动的因素，在冠脉不稳定病变，血栓性和大隐静脉桥的病变，行反复多次机械扩张或支架植入时更易发生。

2. 冠脉微血管痉挛

由于急性 STEMI 的冠状动脉病变本身有高浓度的缩血管活性物质如内皮素、血栓素存在，在急诊 PCI 时机械挤压可释放入血，导致远端微血管痉挛，或在部分微血管栓塞的基础上可并发弥漫的微血管痉挛。钙拮抗剂、硝酸甘油、硝普钠和腺苷等血管扩张剂能有效或部分有效地治疗或逆转无再流，亦提示微血管痉挛的存在。

3. 冠脉微血管的再灌注损伤

"再灌注损伤"是指心肌再灌注后心肌损伤的加重，表现为收缩功能、心律失常阈值变化，心肌细胞损伤不可逆化和微血管的功能障碍。微血管的再灌注损伤可能与氧自由基损伤血管内皮并影响其功能有关；同时大量白细胞聚集并堵塞在微血管内，释放氧自由基、蛋白水解酶、脂氧化酶产物亦直接影响血小板和内皮细胞功能；另外，内皮细胞本身可表达细胞间黏附因子-1（ICAM-1）或P-选择素（P-Selectin）并分泌NO、前列环素、内皮素和血小板激活因子等可溶性因子，以及血小板也释放血栓素、血小板生长因子、5-羟色胺、脂氧化酶产物、蛋白酶和腺苷等血管活性物质，均能通过调节和影响白细胞的功能，而间接影响内皮细胞功能。

4. 冠脉微血管的完整性破坏

随着冠脉闭塞、心肌缺血时间的延长，微血管本身亦会损伤，其完整性可遭遇破坏。有实验结果显示，无再流时可见微血管的内皮细胞肿胀、核着边、膜呈囊泡状突向并堵塞微血管腔，内皮细胞间缝隙加大，有红细胞外渗，提示微血管的完整性已遭破坏。

（二）评价心肌再灌注的方法

1. TIMI 血流和 TIMI 血流帧数计数

前者是指冠脉造影下，依据心肌梗死溶栓治疗（TIMI）的血流分级，将冠脉前向血流进行的半定量分级；而后者则是将 TIMI 血流分级定量化，是指血流自冠脉起始部流至其末梢所需的电影帧数；两者均是间接反映心肌组织灌注的指标。TIMI 血流共分4级：0、1级，冠脉无血流，也无心肌灌注；2级，血流慢，为部分心肌灌注；3级，血流正常，为完全心肌灌注。急性 STEMI 溶栓或急诊 PCI 后，冠脉 TIMI 血流 0～2 级比 3 级并发症更多，心功能和预后更差。根据 Piana 等的研究结果，将冠脉近端无堵塞，而血流＜TIMI3 级者定义为"无再流（no-reflow）"，其发生率在急性 STEMI 急诊 PCI 时最高为 11.5％，在退行性大隐静脉桥病变的 PCI 次之为 4％，在支架或定向斑块旋切中为 3％，占所有冠脉介入的 2％。研究发现急性 STEMI PCI 后无再流是严重心脏并发症如心力衰竭、恶性心律失常、死亡的强预测因素。TIMI 血流帧数计数（TFC）受冠脉长度影响，冠脉前降支（LAD）比右冠

（RCA）和左旋支（LCK）要长约1.5倍，故 LAD 的 TFC 需要矫正（TFC/1.5）即矫正 TFC（cTFC）才能与 RCA 和 LCA 相比。TFC 和 cTFC 对心肌灌注判断的意义同 TIMI 血流分级。

2. 心肌灌注显影和 TIMI 心肌灌注分级

心肌灌注显影（myocardial blush）是指冠脉造影下，造影剂从大的冠状动脉排空后的心肌微血管显影，故能直接反映心肌水平的灌注状态。TIMI 心肌灌注分级（TMP）是将造影剂的心肌灌注显影根据显影和排空的速度按 TIMI 原则进行的半定量分级。TMP 亦分为 4 级，0 级，无心肌显影，也无排空；1 级，心肌缓慢显影，排空很慢，直到下次造影时（间隔约 30 秒）仍有心肌的造影剂滞留；2 级，心肌显影和排空均缓慢，在排空阶段结束时仍有强的心肌显影（在排空阶段经历了 3 个心动周期后仍有强心肌显影）；3 级，心肌显影和排空均迅速，是正常心肌灌注的表现。急性 STEMI 急诊 PCI 后的 TMP 分级与死亡率和并发症相关。

3. 心肌声学造影（MCE）

MCE 通过冠脉内或静脉内注入声学造影剂，观察在心肌内显影与否，能直接反映心肌微血管的完整性，并直接显示心肌组织的灌注。Ito 的研究发现，急性 STEMI 冠脉 PCI 后，TIMI Ⅱ 级血流者在 MCE 上均显示出无再流（定义为缺损面积超过 PCI 前的 25%），即使冠脉血流达到 TIMI Ⅲ 级，亦有 16% 的患者存在无再流；也只有 MCE 显示心肌完全灌注的急性 STEMI 患者，左室功能才有显著的恢复。另一方面，Rogosta 的研究显示，若梗死区的 MCE 呈正常灌注，还提示冠脉微血管完整和心肌存活。

4. 冠脉内 Doppler 血流频谱变化

通过 Doppler 导丝测得的冠脉内的血流频谱能间接反应出心肌的灌注情况。无再流的血流频谱特征是收缩早期的逆向血流伴舒张期前向血流的高减速率（高尖频谱）和冠脉血流储备的降低。Iwakura 等研究显示，急性 STEMI 急诊 PCI 后，冠脉血流频谱呈延迟的（在 PCI 后 10 分钟内）收缩期逆流者心电图 ST 段一过性再上抬的发生率高，提示有心肌无再流进行性加重。

5. 心电图抬高的 ST 段迅速回落

急性 STEMI 急诊 PCI 后的 ST 段迅速回落与 MCE 中心肌完全再灌注有关。研究显示急性 STEMI 急诊 PCI 后，MCE 无再流者的 ECG 上抬的 ST 段，在 PCI 后的第一个 30 分钟内迅速回落且幅度大，而有无再流者 ST 段回落缓慢且幅度小，甚至会出现 ST 段一过性再抬高。

6. 同位素心肌灌注显像和心肌增强磁共振成像

同位素心肌灌注显像能直接反映心肌组织的灌注，无再流者呈现灌注缺损。磁共振成像（MRI）结合造影剂心肌增强显像也能直接评价心肌组织的再灌注，若在造影剂注入后 1～2 分钟内无心肌增强显像则提示无再流。

（三）改善心肌再灌注的措施

改善心肌再灌注已成为当今再灌注时代治疗急性 STEMI 的主要目标。目前，针对上述影响因素所采取的改善心肌再灌注的措施有：①冠脉远端保护装置；②斑块旋切和抽吸装置；③血小板糖蛋白Ⅱb/Ⅲa 受体阻滞药；④血管扩张剂；⑤中药。

1. 冠脉远端保护装置

其基本原理是通过保护冠脉远端免受血栓栓塞，而改善心肌的再灌注。它实际上是一种在远端附有保护装置的介入引导钢丝，保护装置有堵塞球（Medtronic，PercuSurge）和过滤伞（Cordis，Angiogard）两种，急性 STEMI 急诊 PCI 时，附有保护装置的介入导丝被送到冠脉闭塞或狭窄病变的远端，充起保护球或撑起保护伞，再对其近端病变行球囊扩张和支架植入，若有血栓或微栓子脱落，在前者则被拦截在堵塞球以近而吸出体外，在后者则被捕捉在过滤伞内而随伞取出，从而能有效防止远端微血管的栓塞。Marco De Carlo 在 2003 年 TCT 会议上报告了急性 STEMI PCI 时使用远端过滤装置（导丝）的初步结果。连续 53 例急性 STEMI 患者在发病 6 小时内行急诊 PCI 时，均使用了过滤导丝，其到位的成功率为 89%（47/53 例），操作成功率为 98%，无冠脉夹层的并发症，操作时间无明显延长；与相匹配的 53 例常规 PCI 者相比，TIMI 血流<3 级（2% vs 15%，P＝0.03）和远端栓塞者

（2% vs 15%，P=0.03）均显著低于常规 PCI 者；PCI 后矫正 TIMI 血流帧数（cTFC：22±14 vs 31±19，P<0.005）和心肌灌注显影<3 级者（34% vs 64%，P<0.006）均显著低于常规 PCI 者；心电图 ST 段介入前后之比也显著为高。过滤导丝使 30 天时左室室壁运动异常指数（WMSI）也显著减小（-0.3 vs 0.2，P<0.008）；主要心血管不良事件（死亡、再梗死、靶血管重建）亦降低（6.0% vs 11.0%，P=0.20）。共有 88%（37/42 例）的患者过滤出微栓子，平均每例有（21±22）个碎片，平均碎片大小为 $155 \times 158 \times 103/\mu m^3$；碎片大小从 80 $\mu m$ 到 500 $\mu m$ 不等，碎片性质为新鲜血栓、粥样斑块碎片和机化血栓者分别为 24%、24% 和 52%。提示急性 STEMI 急诊 PCI 时，远端微血管的栓塞很常见，远端保护装置－过滤伞导丝能有效防止远端栓塞和无再流发生，改善心肌再灌注和心室节段收缩功能。Franz Wolfgang Amann 等亦报告了 RUBY 登记资料结果，共有 188 例急性 STEMI 患者使用了 PercuSurge 保护钢丝（Metronic），其中 80% 患者有糖尿病。中期结果显示该保护钢丝使用成功率高，大多数患者均吸出了微栓子，绝大多数患者均获得了 TIMI3 级血流。而另一方面，Stone 等报道的 EMERALD 试验结果却显示在 ST 段抬高的急性 STEMI 患者使用 PercuSurge 保护钢丝虽能有效回收血栓碎块，但在早期 ST 段完全回落、左室梗死面积大小和 6 个月时 MACE 事件发生率等方面与对照组并无显著差异。提示远端保护装置改善心肌再灌注的成效仍有待进一步研究。

2. 斑块旋切和抽吸装置

本身是一种介入治疗导管，有破碎和吸出血栓（Angiojet 导管）或兼有斑块切除和抽吸（X-sizer 导管）功能，其基本原理是通过吸出血栓或斑块碎片，有效预防冠脉远端栓塞而改善心肌灌注。该装置主要适合于急性 STEMI 时冠脉血栓性病变，能在斑块切除的同时，将血栓和切下的粥样斑块碎片吸出体外，从而有效防止冠脉远端栓塞。2003 年 TCT 大会上 Thierry Leferve 等报告了 X-急性 STEMINE ST 临床试验评价急性 STEMI 急诊 PCI 时使用 X-sizer 导管的疗效。在欧洲 14 个中心共入选了发病 12 小时内，且伴有冠脉血栓病变或有远端栓塞高危的急性 STEMI 患者 201 例，术前均为 TIMI 0~1 级血流，随机分成 X-sizer 导管组（n＝100）和非 X-sizer 对照组（n＝101）。结果 X-sizer 导管操作成功率为 89％（88/97 例），95％的患者（77/81）吸出了血栓；无再流或慢血流发生率（4.1％ vs 16％，P＝0.012）、远端栓塞发生率（2.1％ vs 10％，P＝0.006）均显著低于对照组，仅操作时间延长了 10 分钟（45±25 min vs 55±28 min，P＝0.003）；术后平均 ST 段回落总和显著增加（8.5mm vs 6.8mm，P＜0.05），ST 段回落＞50％者亦显著高于对照组（67％ vs 53％，P＜0.05）；最终获得 TIMI3 级血流率 X-sizer 组高达 96％，而对照组仅为 89％（P＞0.05）。提示 X-sizer 导管系统能有效减轻急性 STEMI PCI 前的血栓负荷，减少远端栓塞和无再流的发生率，获得 ST 段的迅速和大幅度回落，显著改善心肌再灌注。Eulogio Garcia 等亦报告了一组 123 例急性 STEMI 患者使用 X-sizer 导管，能使大多数患者获得 TIMI 3 级血流和 ST 段回落，使 60％的患者获得了 3 级心肌灌注显影。Bernhard Reimers 也报告 92 例急性 STEMI 患者使用 X-sizer 导管，可使 71.1％的患者获得 3 级心肌灌注显影，使 58.7％的患者 ST 段迅速回落。另外，Arshad Ali 也回顾性分析了使用血栓抽吸导管的非随机试验结果，可使急性 STEMI 患者获得比单纯植入支架时更好的血流。以上初步结果亦均一致显示血栓斑块旋切抽吸导管能有效吸出急性 STEMI 冠脉病变的栓子，防止远端血管和微血管的栓塞，改善心肌的再灌注。

3. 血小板糖蛋白Ⅱb/Ⅲa

（GPⅡb/Ⅲa）受体阻滞药：临床试验结果显示急性 STEMI 急诊 PCI 时，GPⅡb/Ⅲa 受体阻滞药可以改善 TIMI 血流、冠脉峰值血流速度和梗死区的室壁节段收缩运动，降低急性 STEMI 患者 6 月时的死亡、再梗死和脑卒中复合心血管不良事件发生率，能改善急性 STEMI 患者的预后。ADMIRAL 研究（n＝300）结果显示 GPⅡb/Ⅲa 受体阻滞药能使急性 STEMI 患者植入支架后，即刻和 6 月时的 TIMI 血流改善，使术后 30 天的死亡、再梗死和紧急靶血管血运重建复合发生率显著低于安慰剂组（6％ vs 14.6％，P＝0.02），并使该疗效能维持到术后 6 月时。晚近，Evangelia

Karvouni 等对 19 个 PCI 时使用了 GPⅡb/Ⅲa 受体阻滞药的随机对照临床试验（n＝20 137）进行了荟萃分析，结果各研究均一致显示 GPⅡb/Ⅲa 受体阻滞药使急性 STEMI 和非急性 STEMI 的 PCI 患者 30 天的死亡率降低 30％；对急性 STEMI 患者能显著降低 30 天［风险比（risk ratio）0.69；95％可信区间 0.45～1.05］和 6 个月时的死亡率［风险比（risk ratio）0.76；95％可信区间 0.554～1.05］。从而，进一步证明了 GPⅡb/Ⅲa 受体阻滞药改善急性 STEMI 患者急诊 PCI 时心肌灌注的疗效，已转变成降低临床死亡率的疗效。GPⅡb/Ⅲa 受体阻滞药改善急性 STEMI 患者心肌灌注的机制尚不完全清楚，可能也与防止了远端微血管的栓塞有关。

4. 直接支架植入术

直接支架植入起始是为了使 PCI 省钱、省时、省造影剂和减少 X 线暴露时间。后来 Moschi G 的回顾性分析发现急性 STEMI 时直接支架植入可减少无再流的发生，因而推测可以保护心肌微循环，改善急性 STEMI 患者心肌水平的再灌注，此后，Loubeyre C 等的随机对照研究亦显示出同样的结果。该研究人选了急性 STEMI 患者 206 例随机分成直接支架组（n＝102）和常规预扩支架组（n＝104），结果显示直接支架虽未使 TMIT3 级血流率显著提高（95.1％ vs 93.3％，P＝0.74），但能显著降低无再流和远端栓塞的复合发生率（11.7％ vs 26.9％；P＝0.01）；显著减少无 ST 段回落患者的比率（20.2％ vs 38.1％，P＝0.01）；住院期间的死亡和再梗死复合发生率也有降低的趋势（1.9％ vs 5.7％，P＝0.28）。提示直接支架也能改善急性 STEMI 患者的心肌再灌注，其机制可能与省去球囊扩张，减少了对冠脉病变处血栓或粥样斑块的挤裂和脱落，以及直接支架植入后对病变处血栓和粥样斑块可起支撑作用，从而减少了远端血管和微血管的栓塞有关。该研究还显示直接支架组仍有 5％的无再流发生率，亦提示急性 STE-MI 直接支架植入并于不能完全防止远端微血管栓塞的发生。

5. 血管扩张剂

虽然有很多血管扩张剂如钙拮抗剂、腺苷、硝普钠和硝酸甘油等能有效治疗或紧急逆转急性 STEMI 急诊 PCI 时的冠脉痉挛和无再流现象，但临床有意用于改善心肌再灌注的研究还不多。近年来，随着对腺苷的研究不断深入，发现它对心肌微血管的扩张作用强，可改善急性 STEMI 心肌水平的再灌注。Virmani 等的动物实验发现，与安慰剂相比，腺苷（3.75 mg/min）能显著缩小冠脉结扎的梗死范围（4.6%±3% vs 18±3%，P<0.01），增加梗死边缘区的冠脉血流，保护内皮功能并减少毛细血管内中性粒细胞的淤滞。Marzilli 等将急性 STEMI 患者 54 例随机分成腺苷组（n＝27）和生理盐水对照组（n＝27），在急诊 PCI 后冠脉内给于腺苷 4 mg（溶于 2 mL 生理盐水中），结果腺苷组全部获得了 TI-MI3 级血流，而在对照组只有 19 例（P<0.05）；无再流亦显著减少（1 例 vs 7 例，P＝0.02）；最终形成 Q 波型梗死者显著减少（16 例 vs 23 例，P＝0.04）；功能改善的异常节段显著为多（64% vs 36%，P＝0.001），功能恶化的节段显著减少（2% vs 20%，P＝0.0 001）；再发心绞痛、再梗死、心衰和死亡的复合终点显著降低（5 例 vs 13 例 P<0.03）。提示腺苷能防止急性 STEMI PCI 的无再流；增加心肌再灌注，改善 MI 区收缩功能和临床预后。急性 STEMISTAD-1 研究是由 19 个中心参加的随机安慰剂对照试验，共人选了 236 例急性 STEMI 适合溶栓的患者，随机分成腺苷组和对照组，腺苷于溶栓前以 70 μg/（kg·min）静脉滴注 3 小时，结果显示用同位素心肌灌注显像测定的缺血心肌挽救指数在腺苷组为高（49% vs 17%，P＝0.1），在前壁急性 STEMI 患者更显著（62% vs 15%，P<0.05）。在此基础上，急性 STEMISTAD-2 研究在 13 个国家多中心共人选了 2 118 例急性 STEMI 患者，随机分成对照、小剂量腺苷 50 μg/（kg·min）和大剂量腺苷 70 μg/（kg·min）三组，同时接受溶栓和 PCI 治疗，结果表明腺苷有减少 6 月内终点事件（死亡、再梗死和因心衰而再次住院的联合事件）的趋势；再灌注成功病例中，腺苷显著减少了死亡和心衰的发生（11% vs 15%，P＝0.043）；高剂量腺苷组的梗死面积缩小了 27%。AT-

TACC 研究入选了 608 例急性 STEMI 患者，在溶栓前随机分成腺苷〔10 ug/（kg·min）滴注 6 小时〕和对照组，结果发现腺苷对左室收缩功能虽无显著增加，但 12 个月时的心血管死亡率有降低（8.9％ vs 12.1％，P＝0.2）的趋势；而前壁急性 STEMI 患者的死亡率（8.4％ vs 14.6％，P＝0.09）亦有降低的趋势。

6. 中药

中医学有活血化瘀和活血通脉的功效，可能对改善急性 STEMI 的心肌再灌注有效。我们的实验研究显示：以络病理论为指导的通络方药通心络，能改善兔和猪急性 STEMI 晚期再灌注的内皮功能；减少心肌无再流面积；减轻再灌注损伤；缩小梗死范围。我们将 ST 段抬高的急性 STEMI 患者于成功实施 PCI 或溶栓治疗后随机分为对照组（52 例）和通心络胶囊治疗组（60 例），也发现通心络胶囊组与对照组相比，心肌梗死面积明显缩小；室壁运动异常节段恢复时间缩短、总恢复率显著增加；左室壁节段运动评分指数显著降低，改善幅度和恢复时间较对照组显著；左室舒张末容积减小，射血分数恢复时间缩短、恢复程度明显增加；并可显著降低血中丙二醛浓度，提高一氧化氮水平。提示对 AMI 冠脉再通后改善心肌再灌注有良好的疗效，值得进一步研究。

# 第五章 急性心肌梗死并发心源性休克

急性心肌梗死并发心源性休克为严重心泵衰竭所致，表现为低血压［收缩压＜12.0 kPa（90 mmHg）］或血压较基础测值减低＞4.0 Kpa（30 mmHg）、充盈压正常或增高、心排量降低、全身低灌注伴精神状态改变、少尿或/和四肢厥冷。最近 20 年来，急性心肌梗死的治疗有了很大的进展，特别是抗心律失常治疗和冠状动脉再灌注（静脉内溶栓和经皮冠状动脉介入干预）的应用，使临床疗效和患者预后明显改善。但是，心源性休克仍是目前急性心肌梗死住院患者的最主要死亡原因，也是临床心脏病学领域中需攻克的难题之一。

## 一、发生率和预后

急性心肌梗死时并发心源性休克的发生率为 6%～9%，尽管这些患者通常存在前壁 ST 段抬高心肌梗死，但最近的研究指出心源性休克也见于 15%～30%非 ST 段抬高心肌梗死者。心源性休克的预后极差，其住院死亡率 90 年代前为 70%～85%，Worcester 注册报告中 1995—1997 年的住院死亡率降至 60%，最近 TRACE 研究中 30 天死亡率为 30%～40%。生存率的改善可能与广泛应用溶栓疗法、主动脉内气囊泵反搏、经皮冠状动脉介入治疗和冠状动脉旁路术有关。Lindholm 等分析连续 6676 例非侵入性治疗的急性心肌梗死患者，发现 444 例发生心源性休克（6.7%）。其中心源性休克发生于最初 1～2 天为 59%，3～4 天为 11%，4 天以上为 30%。三组的 30 天死亡率分别为 45%、84%和 87%，早期发生心源性休克患者的死亡率显著减低。但是，所有 30 天存活的心源性休克患者，其 6 年随访期死亡率（68%）较无心源性休克患者

（40％）显著增高。Sutton 等回顾分析 SHOCK 研究的 113 例心源性休克接受冠状动脉介入治疗的患者，发现早期血运重建使住院期死亡率自 80％降至 50％，以往心肌梗死史、年龄＞70 岁、溶栓治疗失败、多支血管病变与预后不佳有关，且多因素分析显示，前三个因素又是预后的独立预测因素。Picard 等分析 SHOCK 研究中 169 例接受超声心动图检查的心源性休克患者，其中 82 例早期血运重建，87 例内科药物治疗。多因素回归分析显示，二尖瓣返流严重性和左心室射血分数是生存率的独立预测因素。在所有这些因素的水平上，早期血运重建对生存率均具有益作用。

　　最近指出，约 30％急性心肌梗死并发心源性休克患者无 ST 段抬高，这些非心肌梗死并发心源性休克患者年龄增大，以往心肌梗死史、心力衰竭、氮质血症、冠状动脉旁路术、外周血管病变增多，较少接受再灌注治疗。尽管其住院期左心室射血分数相似（约 30％）、CK 峰值较低，但三支血管病变发生率增高（其中 34.6％罪犯血管为左回旋支）。住院期死亡率高达 62.5％，ST 段抬高心肌梗死相似（60.4％）。

**二、病理解剖**

（一）经典发现

　　尸检发现，典型的急性心肌梗死并发心源性休克时，左心室心肌丧失＞35％～40％，后者可以是单次大块心肌梗死，也可由多次心肌受损或复发心肌梗死所致，其他因素（包括梗死范围扩展、再灌注损伤、神经激素反应和机械并发症）也对心源性休克的发生起一定的作用。心源性休克时，最常见的单支罪犯冠状动脉为左前降支。半数患者存在左前降支和右冠状动脉严重狭窄（内径减小＞90％），三分之一为左回旋支和 5％左主干病变。大多数心源性休克患者有多支血管病变，受累血管数与死亡率密切相关（单支血管病变患者死亡率 33％，三支血管病变为 51％）。冠状动脉造影显示，尽管心源性休克患者接受静脉溶栓疗法且较晚行介入治疗，但绝大多数患者在介入治疗前其梗死相关冠状动脉仍完全阻塞。最近，Yamane 等报告 25 例心肌梗死并发心源性休克的无保护左主干病变患者（平均年龄 67 岁，84％男性），急诊冠状动脉造影显示，56％患者为 TIMI 0 级，经介入治疗后 84％恢复TIMI3 级。30 天死亡率为 32％。12 个月的总严重心脏事件发生率为 68％（死亡率 40％）。Antoniucci 等测定了介入治疗前侧枝循环与预后的关系，发现侧枝循环与心源性休克发生呈负相关，可能是休克时侧枝循环的压力阶差和血流降低，使冠状动脉造影时侧枝显影减少。

（二）机械性并发症

急性心肌梗死并发心源性休克的机械性并发症主要包括左室乳头肌断裂、游离壁破裂和室间隔穿孔。梗死扩展、延伸，左心室动脉瘤形成也归属于机械性并发症，但由此引起的急性期血液动力学紊乱较为少见。床边二维超声心动图仍是目前机械性并发症最直接、有效的检查方法，如有必要可行经食管超声心动图检查。检查目的集中于评估左心室收缩功能；检出游离壁或室间隔破裂、心包积液；测定二尖瓣结构完整性和评定二尖瓣返流程度。

1. 乳头肌断裂

左室乳头肌断裂可导致严重二尖瓣返流，约占急性心肌梗死患者死亡原因的 5％。心肌梗死使部分乳头肌断裂，造成二尖瓣关闭不全。乳头肌完全断裂则导致快速剧烈的返流而致命。后内侧乳头肌断裂较为常见，因其仅受右冠状动脉后降支单支供血，而前外侧乳头肌通常受前降支和回旋支双重血供。

乳头肌断裂的临床表现主要为急性肺水肿、休克，常见于下壁心肌梗死后 2～7 天。听诊杂音特征不固定，甚至因左房压的快速升高而无杂音。因此，对于高度怀疑乳头肌断裂的患者（特别是下壁心肌梗死时），有无杂音并不能作为诊断标准。同时，心肌梗死后新近产生的收缩期杂音需与室间隔穿孔、右室梗死并发三尖瓣关闭不全、左室假性室壁瘤、肺栓塞、心包摩擦音等鉴别。二维超声心动图通常能明确诊断。

快速诊断和紧急手术是成功治疗的关键。手术死亡率约为25％，左室射血分数＜0.45 患者手术死亡率增高（42％），手术成功者长期生存率约为 64%。既往回顾性研究显示，单纯药物治疗时患者生存率极低。同时，单纯行二尖瓣置换术、未行冠状动脉血运重建患者近远期随访死亡率分别高达 80% 和 100%。围手术期药物治疗主要针对肺淤血、肺水肿以及血液动力学紊乱的支持治疗。应用血管扩张剂和正性肌力药物以维持收缩压大于 12.0 kPa（90 mmHg），肺毛细血管嵌入压 1.6～2.0 kPa（12～15 mmHg），心脏指数大于 2 L/m²，如需要可应用主动脉内气囊泵反搏支持治疗。

2. 左室游离壁破裂

左室游离壁破裂导致的死亡约占心肌梗死患者死亡总数的 10%。心肌破裂患者的一般特征和乳头肌断裂或室间隔穿孔患者并无差异。发生破裂部位和心肌梗死部位一致，主要发生在坏死心肌和存活心肌交界处。心肌梗死往往是透壁性，冠状动脉持续性阻塞且侧枝形成缓慢。最常见于左心室外侧壁。50% 的破裂发生在心肌梗死 5 天内，87% 发生在心肌梗死后 14 天。

突发的电机械分离通常是此类患者的主要临床表现。尽管积极抢救，包括心包切开、球囊泵反搏、紧急外科手术，急性心脏破裂患者死亡率仍然相当高。亚急性心脏破裂患者仅有间断性、少量血液渗漏至心包腔。如心电图提示局部心包炎，则需高度警惕心肌破裂的可能。持续、严重的心包疼痛可能也是这种亚急性心脏破裂的一种表现，随后的炎症修复过程形成的纤维组织将导致假性室壁瘤形成。二维超声心动图依然是最为直接和有效的检查方法，同时也是评估预后、决定是否手术的有效指标。

急性心脏破裂预后差，手术修补机会较小。如果患者紧急手术及时，其手术成功率和预后仍令人满意。对于亚急性心脏破裂患者，手术治疗后的长期生存率达 48.5%。决定预后的一个关键因素是快速诊断，而后者需要医生对那些突然产生血液动力学恶化的患者保持高度的怀疑，特别是对于没有证据提示有再次缺血或梗死范围扩展的患者。

3. 室间隔穿孔

急性心肌梗死患者室间隔穿孔的发生率为 1%～3%，占心肌梗死患者院内死亡原因的 5%。室间隔穿孔在前壁心肌梗死时多见于室间隔心尖部，下壁心肌梗死时多见于室间隔下基底部。两种情况的发生率相似。

患者临床表现休克症状，同时出现新近产生全收缩期杂音，S3 及肺部啰音。二维超声心动图可见左向右分流。与其他心脏破裂性并发症一样，手术治疗仍是第一选择，药物保守治疗患者死亡率接近 100%。手术前通常需应用正性肌力药物、升压药及气囊泵反搏治疗以维持动脉压和重要器官的血流灌注，术后 1 月、1 年及 5 年随访死亡率分别为 64%、59%、47%。手术包括穿孔修补和/或梗死心肌切除，合并二尖瓣返流者可行修补或瓣膜置换术，以及冠状动脉旁路术。约 28% 患者术后存在残余分流。糖尿病和术后右房压力增高患者术后死亡率增高，右心室功能不全［右房压增高，>2.1 kPa（16 mmHg）］对患者预后产生不良影响，也是导致下壁心肌梗死合并室间隔穿孔患者预后较前壁心肌梗死合并室间隔穿孔者差的一个原因。另一原因可能与下（后）壁心肌梗死患者合并二尖瓣返流者增多，二尖瓣修补术技术难度大有关。Lemery 等研究显示，对于心源性休克的室间隔穿孔患者，仅在48 小时内手术才有生存机会，此组患者的总体生存率仅为 38%。对无休克的室间隔穿孔患者，2 周内或 2 周以后手术，死亡率相似，但这些患者的临床情况变化极大，仍有约 50% 的患者死亡。最近，也有用经皮导管封堵器治疗急性心肌梗死并发室间隔穿孔的报道。

4. 室壁瘤形成

约 0.5% 的心肌梗死患者发生左心室假性动脉瘤。荟萃分析显示，55% 左室假性动脉瘤源于心肌梗死后，15% 见于手术后，7% 由损伤引起，5% 源至感染。43% 的左室假性动脉瘤位于左室后壁，43% 位于前心尖部。心肌梗死演变期梗死区变薄、扩张，形成真性动脉瘤。其在心肌梗死患者中的总体发生率约 3.5%～38%，77% 发生于前壁心肌梗死患者，17% 见于下后壁心肌梗死患者。

室壁瘤可分散正常心肌收缩的传导能量，导致渐进性心力衰竭和心脏增大。手术和尸检发现室壁瘤内血栓形成高达 15%～

77％，但临床血栓检出率仅为 2％～5％。室壁瘤的产生也是患者更易发生心律失常的一个征兆，因为正常心肌和室壁瘤的交接部分为折返回路的形成提供了良好的条件。相对假性室壁瘤而言，真性室壁瘤发生破裂的机会相当少见（表 5-1）。

表 5-1　真假室壁瘤鉴别

|  | 假性室壁瘤 | 真性室壁瘤 |
|---|---|---|
| 基底部 | 窄 | 宽 |
| 壁层组成 | 心肌 | 血栓，心包 |
| 破裂风险 | 低 | 高 |

### 三、病理生理

急性心肌梗死并发心源性休克时，梗塞相关动脉急性血栓性完全阻塞，引起大块左心室心肌坏死和收缩功能减低，导致心排量和血压降低。后者使冠状动脉（冠状动脉）灌注压下降，非梗塞相关冠状动脉狭窄远端心肌缺血和收缩功能减退，左心室总体泵血功能减低（射血分数＜0.30），血压进一步下降，形成心源性休克时的致死性恶性循环（图 5-1）。

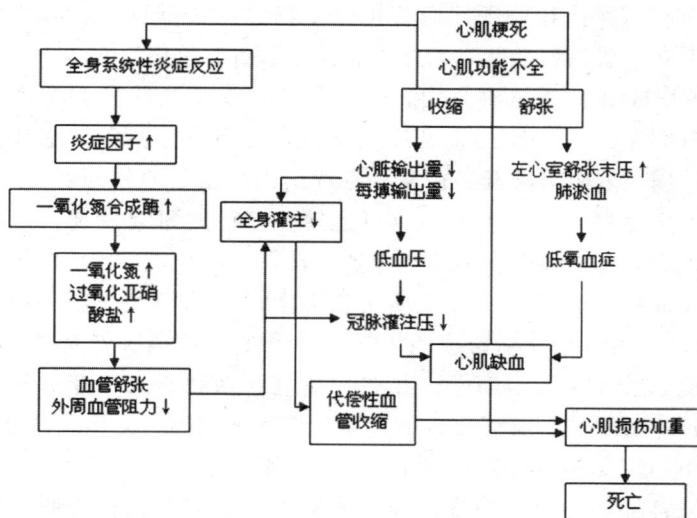

图 5-1　急性心肌梗死并发心源性休克的发生机制

最近，SHOCK 研究和注册在左心室功能衰竭引起心源性休克患者中观察到的某些情况难以用上述经典的理论来解释，即急性心肌梗死并发心源性休克患者左心室射血分数和左心室大小变异很大；外周血管阻力常常并不增高；大多数存活者仅有轻度充血性心力衰竭。Cotter 等根据心脏作功（即心脏指数 x 平均动脉压）将急性心力衰竭患者作危险分层、治疗选择和预后估价。发现外周血管阻力显著增高和心排量降低者，其心脏作功增加，相反大多数心源性休克患者心脏作功减低。SHOCK 研究和注册中，心脏作功是与死亡率最明显相关的血液动力学参数。在 SHOCK 注册中，一小部分临床诊断心源性休克患者无低血压，但存在全身灌注和心排量降低和左心室充盈压增高。与经典的低血压心源性休克患者比较，这些患者的左心室射血分数（0.34）、心脏指数（1.9 L/min/m²）和肺毛细血管嵌入压〔3.3 kPa（25 mmHg）〕相似，但住院死亡率（43%）显著低于（66%）。非重要脏器的血管收缩是对心排量降低的一个重要代偿反应，以维持脑或冠状动脉供血。内源性和外源性血管扩张干扰这一关键反应。心脏作功由于反映心肌储备功能，因此具有预后的重要价值。

在 SHOCK 随机研究中，许多急性心肌梗死并发心源性休克患者有明显的全身性临床炎症反应，表现为发热、白细胞计数增高、外周血管阻力减低。在某些患者纠正严重心肌缺血和/或神经激素、炎症异常，心源性休克可逆转。以往的研究发现，大块心肌梗死患者常有体温、白细胞计数、补体、白介素、C 反应蛋白和其他炎症标记物增高。心肌梗死和再灌注动物模型证明，一氧化氮（NO）和一氧化氮合成酶（iNOS）增高。临床研究发现，心肌梗死后心脏释放细胞因子，并在一期冠状动脉介入治疗后显著增高。这些提示，心肌梗死后患者其炎症性细胞因子激活，导致 iN-OS、NO 和 peroxynitrite 增高。这些物质具多方面不良的作用，包括直接抑制心肌收缩性、抑制非缺血区心肌线粒体呼吸、影响糖代谢、促进炎症反应、降低儿茶酚胺的反应性、诱发全身血管扩张。高浓度 NO 的有害作用的机制尚不清楚，可能是通过 NO

影响糖代谢、β 肾上腺素能受体反应性，抑制钙偶联，而直接抑制心肌收缩性。在鼠心肌梗死模型中，高水平 iNOS 常伴有左心室功能不全。动物实验发现，由 iNOS 产生的 NO 在缺血－再灌注期间是有害的。缺血时诱导 iNOS 表达和 NO 增高可能引起心肌顿抑。而且，白介素刺激 iNOS 表达可解释某些患者在一期冠状动脉介入治疗后低血压的发生和加重。

Kohsaka 等分析 302 例 SHOCK 研究的患者，发现约 20% 急性心肌梗死并发心源性休克患者存在严重的全身炎症反应。细菌培养阳性者死亡危险性增加二倍。休克发生前外周血管阻力减低患者以后细菌培养阳性全身炎症，提示不适当血管扩张在休克发生和感染危险性中具重要作用。

最近的研究指出，空腹血糖水平是急性心肌梗死患者 30 天死亡率的独立危险因素。Zeller 等回顾分析 999 例急性心肌梗死患者，其中 381 例有糖尿病，145 例空腹血糖异常，473 例血糖水平正常。空腹血糖异常组的心源性休克和室性心律失常发生率显著高于血糖水平正常组，空腹血糖异常时心源性休克的独立预测因素。

Verges 等对 560 例急性心肌梗死患者入院时测定血浆脑钠肽（NT-proBNP）水平，其中 199 例糖尿病，361 例无糖尿病。发现糖尿病患者 NT-proBNP 显著增高，且经年龄、性别、肌酐清除率、左心室射血分数、肌钙蛋白、前壁梗死、高血压校正后，差异仍然非常显著。NT-proBNP 与肌钙蛋白、年龄、糖尿病、女性正相关。糖尿病患者住院期死亡率增加 4 倍，心源性休克增加 2.2 倍。多因素分析显示，糖尿病是死亡率和心源性休克的独立预测因素。因此，急性心肌梗死后，血浆 NT-proBNP 水平增高糖尿病患者常常伴有住院期死亡率和心源性休克发生率增高。测定 NT-proBNP 对急性心肌梗死后住院期预后提供重要的信息，尤其是糖尿病患者。

**四、治疗方法的选择**

以往大规模临床研究结果证明，急性心肌梗死后早期、完全开通梗死相关冠状动脉，恢复和增加濒危心肌血供是治疗的关键，这些对改善心源性休克患者的临床预后极为重要。

（一）内科辅助治疗

任何急性心肌梗死患者当其收缩压为 12.0～14.0 kPa（90～105 mmHg），同时伴窦性心动过速，即有可能发生心源性休克。此时应在行介入疗法前作辅助药物治疗，包括抗血小板和抗凝（阿司匹林、肝素、GPⅡb/Ⅲa 阻滞剂）；扩容（补充液体，右冠状动脉阻塞时补充 1 000～2 000 mL）；肾上腺素能药物（多巴胺 5～10 $\mu g/kg/min$，多巴酚丁胺 5～10 $\mu g/kg/min$，肾上腺素 0.5～1 $\mu g/kg/min$）。某些患者在冠状动脉介入治疗前（例如导管室准备好），则需气管插管和辅助呼吸。当介入治疗后患者情况尚不明显改善时，也可维持辅助呼吸。

（二）溶栓和机械循环

以往的报告指出，心源性休克患者自发性或溶栓治疗引起梗死相关冠状动脉开通率降低，可能部分与冠状动脉血流和灌注压减低有关。当平均动脉压低于 8.7～9.3 kPa（65～70 mmHg）时，冠状动脉血流开始下降；当动脉压低于 4.0 kPa（30 mmHg）时，则冠状动脉血流停止。GISSI 1 和 ISG 研究中，用 tPA 或链激酶治疗的心源性休克患者的死亡率与对照组相似。

Kono 等发现主动脉内气囊泵反搏（主动脉内气囊泵反搏）治疗使 TIMI3 级血流发生率增高（74% 和 32%），残余狭窄减低（42% 和 68%），梗死相关冠状动脉最小内径增大（1.6 mm 和 0.9 mm）。Ohman 等比较主动脉内气囊泵反搏在心源性休克中的治疗作用，发现使用主动脉内气囊泵反搏者梗死相关冠状动脉再阻塞率（8% 和 21%，$p < 0.03$）和再梗塞及 TVR（13% 和 24%，$p < 0.04$）均显著减低。Prewitt 等证明主动脉内气囊泵反搏与溶栓治疗对冠状动脉血流的协同作用。Barron 等发现，主动脉内气囊泵反搏增加心源性休克患者静脉溶栓后梗死相关冠状动脉开通率，使这些患者的住院期死亡率较单纯溶栓治疗患者减低 18%。最近，Chen 等总结 NRMI-2 的 750 家医院的 39 425 例急性心肌梗死并发

心源性休克患者，其中 12 730 例接受主动脉内气囊泵反搏治疗。结果发现，在开展主动脉内气囊泵反搏治疗较多的医院中治疗的心源性休克患者，其死亡率显著降低。

Thiele 等报道经皮左心房－股动脉辅助旁路的经验，对连续18 例急性心肌梗死并发心源性休克患者接受上述治疗。经穿刺房间隔于左心房内插入 21 F 插管，然后将血液引流至股动脉（平均血流量 3.2 ± 0.6 L/min）。辅助治疗 4 天后，心脏指数自1.7±0.3 L/mim/m² 增至 2.4 L/min/m²。平均动脉压自 8.4±1.1 kPa（63±8 mmHg）升至 10.7±0.3 kPa（80±2 mmHg），肺毛细血管嵌入压、中心静脉压和平均肺动脉压自 2.8、1.7 和 4.1 kPa 下降至 1.9、1.2 和 3.1 kPa。30 天死亡率为 44%。作者指出，这一新的经皮左心房－股动脉辅助旁路装置可在心导管室内迅速应用，提供 4 L/min的辅助心排量，有助于逆转心源性休克。血流自左心房分流至体循环，减低左心室负荷。使左心室从缺血发作后得到恢复。Drakos 等实验性比较搏动性（pulsatile）血流（例如主动脉内气囊泵反搏）与非搏动性血流（例如简单离心泵）的治疗效果，发现前者更有利于器官的血流灌注。

（三）经皮冠状动脉介入治疗

大量的临床研究证明，经皮冠状动脉介入治疗应作为心源性休克的一线疗法。法国多中心注册研究指出，急性心肌梗死患者的死亡率与心源性休克及多支血管病变有关；对心源性休克患者的罪犯血管行介入治疗并不增加死亡率。西班牙 Moreno 等报道"急性心肌梗死并发心源性休克的早期冠状动脉内成形术"，包括94 例心源性休克患者，发病后 12 小时内行介入治疗，发现支架术应用及阿昔单抗（ReoPro）治疗增多，而主动脉内气囊泵反搏治疗例数不变。76 例（81%）介入治疗成功（残余狭窄<50%，TIMI 血流 2-3 级），其中 61 例（65%）获 TIMI3 级血流，介入治疗成功率近年来高达 94%。总住院期死亡率为 64%。意大利 Trapani 等对急性心肌梗死合并心源性休克患者的梗死相关冠状动脉行原发 PTCA 和支架术，145 例主要由心室衰竭引起心源性休克。

从急性心肌梗死发病到梗死相关冠状动脉开通时间为 254±92 min，自入院至治疗的时间为 19.3±15 min，75％患者接受主动脉内气囊泵反搏，18％气管插管，梗死相关冠状动脉支架术 69％，单纯 PTCA27％，30 天死亡率 29.6％，再梗塞 2.8％，靶血管再次血运重建（TVR）6.2％。6 个月死亡率 33％，再梗塞 3.1％，TVR15％。罪犯血管用支架术治疗后，TVR 减低（11％和 24％，p＝0.065），再梗塞/再阻塞下降（21％和 56％，p＝0.001）。因此，对急性心肌梗死并发心源性休克者，应早期行介入治疗，后者明显改善生存率，支架术也使 TVR 降低。

德国 Zeymer 等报道了 ALKK 原发 PTCA 注册结果，在 9 422 例急性心肌梗死一期冠状动脉介入治疗中，1 333 例（14.2％）有心源性休克，平均 64±12 岁，69％男性。从症状至支架术时间为 272±267 min。单支、二支和三支血管病变为 35％、27％和 38％。85％介入治疗成功，TIMI3 级血流 76％，2 级 9％。总住院期死亡率为 46％，其中死亡率在 TIMI 0～1 级血流者高达 78.2％，TIMI2 级血流为 66.1％，TIMI3 级为 37.4％。心源性休克时支架术死亡率为 41％，而 PTCA 者为 52％（p＝0.006）。多因素分析显示，左主干病变、介入治疗后 TIMI 血流＜3 级、老年、三支血管病变、症状至介入治疗时间延长是死亡率的独立预测因素。

Webb 等报告了 SHOCK 研究中 276 例心源性休克患者的经皮冠状动脉介入治疗的结果，78％为多支血管病变。接受介入治疗患者的住院期死亡率较内科治疗者明显减低（46％和 78％）。介入治疗前，76％梗死相关冠状动脉完全阻塞（TIMI 0～1 级血流）。经介入治疗后，住院期死亡率在完全再灌注者（TIMI3 级血流）为 33.3％，不完全再灌注者（TIMI2 级血流）为 50％，无再灌注者（TIMI 0～1 级血流）为 85.7％。因此，尽管急性心肌梗死并发心源性休克早期介入治疗的住院期死亡率仍很高，但介入治疗后 TIMI 血流状态是预后的主要决定因素，冠状动脉内支架术使 TIMI3 级血流增多，死亡率降低。

瑞典 Gortberg 等测定心源性休克经介入治疗后长期存活者的生活质量，发现 30 天存活率 51%，3 年存活率为 44%。随访期这些患者的心脏事件发生率很低（12%），且其生活质量与稳定型心绞痛者相似。尤其是年龄 65 岁以上的心源性休克患者，早期血运重建是这些患者存活的最重要的预测因素，因此更应对老年患者行经皮冠状动脉介入治疗。

Barron 等分析美国心肌梗死注册资料，发现心源性休克时尽管联合应用溶栓和主动脉内气囊泵反搏治疗可降低患者死亡率，但主动脉内气囊泵反搏与原发 PTCA/支架术联合疗法并不使死亡率减低，相反使住院期死亡率增加。

最近，欧洲冠状动脉介入治疗指南对心源性休克的急诊冠状动脉介入治疗提出了新的建议。与普通的 ST 段抬高心肌梗死比较，心源性休克的介入治疗的时间窗为发生胸痛后 12 小时，同时主张对多支血管病变行介入治疗。介入治疗时，应强烈主张作主动脉内气囊泵反搏。如多支血管病变不能用介入治疗进行完全血运重建，则考虑手术治疗。以往 25 136 例研究结果显示，死亡率在单纯内科治疗为 32.5%，介入治疗为 18.8%，外科治疗为 19.2%。应该注意，非 ST 段抬高急性心肌梗死并发心源性休克患者的住院期死亡率与 ST 段抬高心肌梗死并发心源性休克者相似。即使对这些患者早期性介入治疗，住院期死亡率仍然较高。年龄＞75 岁心肌梗死并发心源性休克的患者，早期介入治疗的预后较以往认为的更佳。56% 存活至出院，其中 75% 出院后尚存活。近年来，接受血运重建的急性心肌梗死并发心源性休克患者明显增多，可能是反映更多的患者入住有介入治疗条件的医院。

（四）NO 合成酶抑制剂

动物实验发现，iNOS 基因敲除大鼠心肌梗死后存活率高于普通大鼠。在缺血－再灌注模型中，NO 合成酶抑制剂似对代谢、抗心肌顿抑、冠状动脉血流具有益作用。Cotter 等对 11 例尽管血管加压药、主动脉内气囊泵反搏和冠状动脉介入治疗但还处持续性休克的患者，给予特异性 NO 合成酶抑制剂 NG-单甲基-L-精氨酸

（L-NMMA）治疗。发现尿量和血压明显增高，30 天存活率为72％。以后，这些研究者继续用类似的 NO 合成酶抑制剂 NG-氮-L-精氨酸甲基酯（L-NAME）对连续 30 例难治性心源性休克患者进行随机试验，这些患者尽管接受最大程度冠状动脉血运重建、主动脉内气囊泵反搏、静脉应用多巴胺、利尿和输液治疗，但收缩压仍发展至＜13.3 kPa（100 mmHg），外周灌注不足。15 例经治疗后（L-NAME 1 mg/kg 推注，继以 1 mg/kg 持续静脉滴注，5 小时），与对照组比较，30 天死亡率自 67％降至 27％。平均动脉压自 $8.8 \pm 1.7$ kPa（$66 \pm 13$ mmHg）增至 $11.5 \pm 2.7$ kPa（$86 \pm 20$ mmHg）。24 小时尿量增加 $135 \pm 78$ mL/h（对照组减少 $12 \pm 87$ mL/h）。主动脉内气囊泵反搏和机械性通气的时间也明显缩短。这些提示，NO 合成酶抑制剂对治疗难治性心源性休克患者具有益作用。

抑制补体激活途径中 C5 水平，引起对缺血和再灌注的过度 iNOS 反应的降低，理论上能阻止休克的发生。COMMA 研究的初步结果证明，C5 抑制剂尽管对心肌梗死大小无作用，但使接受一期冠状动脉介入治疗的高危患者的休克和死亡发生率降低。

**五、现代推荐意见**

心源性休克 SHOCK 研究和注册显示，仅＜15％患者在入院时已存在心源性休克，＞50％患者的心源性休克发生于入院后，这些提示可能存在医源性因素。负性变力药物和血管扩张剂可能引起低血压，促发大块心肌梗死、多支血管病变和血液动力学代偿不全患者的心源性休克恶性循环。肾上腺素能药物也存在一定的不良反应，这些均应引起临床医生的注意。

目前，主张对急性心肌梗死并发心源性休克患者行主动脉内气囊泵反搏治疗。同时，在 SHOCK 随机研究中，急性心肌梗死并发心源性休克用早期血运重建治疗，一年每 1 000 例中较内科治疗多拯救 132 例生命，这一结果和左主干病变用冠状动脉旁路术与内科治疗的比较相似。图 5-2 显示心源性休克早期再灌注的推荐选择。

应该指出，近年来心源性休克用冠状动脉旁路术治疗正在明显减少（尤其在我国）。相反，越来越多的急性心肌梗死并发心源性休克患者接受冠状动脉介入治疗，后者提供早期和快速的心肌再灌注。目前对心源性休克时冠状动脉介入治疗的策略是，在急性期一般仅对梗死相关动脉病变行支架术治疗，即使是三支血管病变患者（例如，梗死相关动脉完全阻塞，另外二支血管或其主要分支严重狭窄），也通常首先对梗死相关动脉行介入治疗，待病情稳定后再择期对其他病变血管行完全血运重建。对少数梗死相关动脉介入治疗后仍存在顽固性休克且其他冠状动脉病变比较适合介入治疗者，可行多支血管支架术。建议对合并左主干与严重三支血管病变患者作外科手术，但如急性期条件不许可（例如，血液动力学不稳定），则也可先对梗死相关病变行介入治疗，然后对非梗死相关血管病变作择期冠状动脉旁路术。冠状动脉支架术时通常主张应用血小板Ⅱb/Ⅲa拮抗剂。在对非梗死相关动脉介入治疗时，如存在血栓，建议应用远端保护装置。

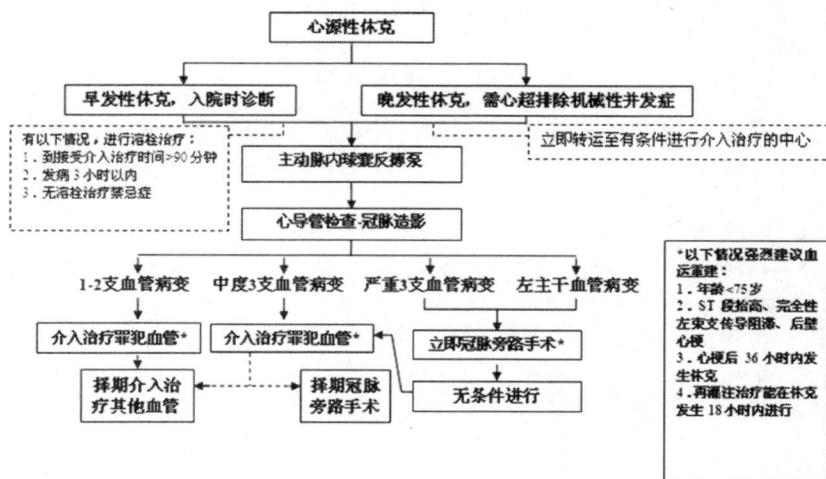

图 5-2　急性心肌梗死并发心源性休克的再灌注治疗流程

对以往心功能状态较佳、冠状动脉病变不很严重的早期心源性休克高龄患者，也可应行冠状动脉介入治疗。年龄＜75岁的急性心肌梗死并发心源性休克患者，早期介入治疗后临床、血液动力学和超声心动图特征均有益。但以往合并严重疾病（特别肿瘤、心肌病、充血性心力衰竭）、无血管入路、脑缺氧损伤者，为早期再灌注反指征。心肌梗死早期或 36 小时内发生心源性休克的患者以及心源性休克发生的 12～18 小时内能接受血运重建者，通常获益。心源性休克时间过长者，则不宜介入治疗。

### 六、结论

急性心肌梗死后早期、完全开通梗死相关冠状动脉极为重要，尤其是对并发心源性休克的患者。静脉内溶栓和主动脉内气囊泵反搏联合治疗，对增加梗死相关冠状动脉开通率具明显的益处。早期心肌血运重建（尤其是经皮冠状动脉内支架术）可获得迅速和完全的梗死相关冠状动脉开通，使急性心肌梗死并发心源性休克患者的死亡率显著减低。NO 抑制剂在治疗急性心肌梗死并发心源性休克患者中的临床价值有待进一步研究。

# 第六章　非 ST 段抬高急性冠状动脉综合征

急性冠状动脉综合征（ACS）是一组临床常见、预后较差和治疗困难的冠心病，也是心血管病患者发生心脏事件的主要原因。从疾病的临床分型上，ACS 包括无 ST 段抬高 ACS（指不稳定型心绞痛和非 Q 波心肌梗死）和 ST 段抬高心肌梗死。前者的发病率明显高于后者，但两者的近期预后（心脏事件发生率）基本相似。根据 PRAIS UK 注册研究（Prospective Registry of Acute Ischemic Syndrome in the UK）的 1 046 例 ACS 患者的 45 个月随访，发现其年死亡率约为 6%。年龄、男性、心力衰竭、ST 段压低、卒中是这些患者死亡的独立危险因素。以往大量的研究证明，无 ST 段抬高 ACS 的发病机制、危险分层和治疗策略具有独特性。一般认为，对所有无 ST 段抬高 ACS 患者均应在抗心肌缺血的同时，还须行抗血小板（阿司匹林、氯吡格雷和 GP Ⅱ b/Ⅲ a 受体阻滞剂）、抗凝（低分子肝素）治疗，对高危患者及时行介入性诊治（冠状动脉造影或支架术）常常具有明显的有益作用。

## 一、发生机制复杂

无 ST 段抬高 ACS 的发病机制复杂，其病理基础涉及动脉粥样硬化斑块破裂，血小板黏附、聚集和凝血因子激活、炎症过程等，这些因素的相互作用最终导致冠状动脉血栓性不完全性阻塞。TIMI Ⅲ A 研究显示，大多数无 ST 段抬高 ACS 时存在不规则冠状动脉狭窄和斑块溃疡。对非 ST 段抬高 ACS 患者行血管镜检查发现，冠状动脉病变局部常常存在斑块破裂和血栓形成。同时，血清学检查证明，无 ST 段抬高 ACS 患者血小板激活、纤维蛋白形成、细胞因子和肌钙蛋白（Tn）I 增高，血栓形成发生率明显增高。

在对无 ST 段抬高 ACS 的研究中，易损斑块（vulnerable plaque）的作用受到重视。易损斑块（即容易破裂引起血栓形成的不稳定粥样斑块）通常存在较大的脂核，纤维帽较薄（＜25 μm），斑块中含有大量的炎性细胞（单核－巨噬细胞和激活的 T 淋巴细胞），平滑肌细胞数量和胶原含量明显减少。部分斑块内还可能存在出血。吸烟、高血压、糖尿病、肺炎衣原体或巨细胞病毒感染、同型半胱氨酸水平增高、剪切力或血液斡流等，均可促进易损斑块的破裂。无 ST 段抬高 ACS 患者血清 C 反应蛋白和淀粉样物质 A 常增高，支持炎症假说。

病理学上，易损斑块包括斑块破裂（rupture）、侵蚀（erosion）和钙化（calcification）。最近，Lafont 等认为易损斑块还包括缺乏愈合的粥样斑块，例如血管内照射治疗或药物涂层支架术后，由于斑块愈合抑制，可引起晚期血栓形成。

（一）斑块破裂

见于 75％冠心病猝死患者尸体解剖时，典型表现有容易破裂的粥样斑块，即存在由泡末细胞、凋亡和坏死细胞及碎片组成的大的脂核，被纤维帽（主要由胶原）与管腔分开。当后者发生破裂时，血小板即与脂核成分和组织因子接触，引起一系列反应。

在斑块破裂过程中，内皮细胞、平滑肌细胞、巨噬细胞、淋巴细胞和中性粒细胞参与并

相互作用。内皮细胞是抗血栓形成的屏障，内皮功能障碍引起冠状动脉痉挛，并通过细胞黏附分子的过度表达，使淋巴细胞在斑块内积聚。平滑肌细胞的减少和凋亡，影响其合成细胞外基质和组织修复。巨噬细胞对斑块脆弱性十分关键，通过分泌细胞因子在非特异性炎症中起重要的作用。同时巨噬细胞吞噬过氧化脂质，变成泡末细胞。后者通过分泌基质金属蛋白酶使斑块的纤维帽变得薄弱。中性粒细胞也存在于斑块中，并参与炎症和破裂过程。淋巴细胞为平滑肌细胞和巨噬细胞传递信息，也参与炎症反应（特别是基质金属蛋白酶的激活）。

斑块破裂主要基于纤维帽薄弱。Libby 等发现，细胞外基质被

基质金属蛋白酶主动分解，薄弱纤维帽中产生基质金属蛋白酶的巨噬细胞和修复细胞外基质的平滑肌细胞数量增加，T 淋巴细胞通过激活产生基质金属蛋白酶（包括 CD40 配体），使细胞外基质降解。脂核中的氧化脂蛋白也可引起基质金属蛋白酶表达，氧化 LDL 通过减低基质金属蛋白酶抑制物（TIMP-1）和促使平滑肌细胞凋亡，参与斑块不稳定。而 HDL 则具保护作用。

最近血管镜研究证明，无 ST 段抬高 ACS 时，斑块破裂可发生数处。血管内超声显像发现约 75% 为多处斑块破裂，提示存在局部和总体炎症过程之间的相互作用。同样，感染性疾病（肺炎衣原体）可能通过炎症过程而非特异性使稳定斑块变得不稳定。

血压变化产生的应激、血管痉挛以及纤维帽的结构改变，也促使斑块的破裂。

（二）斑块侵蚀

为内皮磨损而无斑块破裂，多见于女性、年轻、吸烟患者。以往的研究显示，在冠状动脉阻塞部位血栓形成可单纯伴内皮细胞侵蚀，而无斑块破裂。冠心病突然死亡患者中，斑块侵蚀达 25%～44%。这些提示，在预防不稳定斑块的总体策略中，也应考虑斑块侵蚀的情况。

最近 Mallat 等发现，内皮细胞凋亡引起斑块侵蚀，导致急性冠状动脉综合征。一氧化氮（NO）的内皮保护机制是抑制血小板聚集、冠状动脉痉挛、内皮凋亡。动脉粥样硬化病变处 NO 形成障碍，使抗凝和抗痉挛的保护作用减低。已知内皮通过内皮祖细胞修复，但文献报道以及我们的研究显示，无 ST 段抬高 ACS（尤其当存在冠心病易患因素时），其内皮祖细胞功能改变，斑块侵蚀患者其内皮修复发生障碍。体外实验发现，所有动脉粥样硬化危险因素均促使内皮功能异常和细胞凋亡。吸烟或应激产生的反复痉挛，可使内皮功能从动脉壁上脱落。而且，血液涡流可增加内皮细胞凋亡，促进斑块侵蚀的产生。

（三）斑块钙化

约 5% 冠状动脉血栓形成与斑块钙化有关（不存在斑块破裂和

斑块侵蚀)。此时，钙化的结节突入管腔，且不伴有脂核。

## 二、不稳定斑块早期检出困难

目前，尽管临床上已有一些实验室检查或影像学技术可能对检出容易破裂的不稳定斑块具有一定的作用，但其精确性和临床日常工作中推广价值仍较局限。而且，对斑块侵蚀的估价方法甚少。

### (一) 血清酶和生化标志物

临床研究发现，无 ST 段抬高 ACS 时，反映患者心肌细胞炎症或坏死的血清生化标记物和心肌酶增高。例如，非 Q 波心肌梗死患者 CK-MB 增高；高危无 ST 段抬高 ACS 患者血清 Tn T 或 I 水平增高。其他定量测定的炎症因子主要有：氧化低密度脂蛋白 (oxLDL)、白介素 (IL) -1、IL-6、肿瘤坏死因子 (TNF) -a、细胞黏附分子、选择素、血清淀粉样 A 蛋白 (SAA)、C 反应蛋白。还有大量的其他急性期反应物和炎症反应指标 (例如白细胞计数)。在上述炎症因子中，近年来的研究表明 C 反应蛋白水平能间接反映冠状动脉斑块稳定性。高敏 C 反应蛋白是冠心病患者发生心脏事件的独立预测因素。

### (二) 冠状动脉造影

冠状动脉造影能定量测定管腔内径及狭窄程度，初略估价管壁钙化和血栓形成的存在，也为了解冠状动脉病变形态学提供重要的信息。但冠状动脉造影对管壁的总体结构以及斑块成分的测定 (例如富含脂质的脆弱斑块或其他组织病理表现)，尚存在明显的局限性。

### (三) 血管内超声显像

能对动脉壁和粥样斑块提供直接和实时显像，对冠状动脉病变 (特别是临界病变) 的介入治疗提供危险分层。根据超声显影情况鉴别斑块的性质，估价血管壁厚度和机械特征。血管内超声—弹力显像可间接测定斑块组织病理成分，并成功区分纤维性和富含脂质斑块。心脏门电路触发血管内超声显像伴心动周期腔内压力测定，可提供血管壁张力的信息。

（四）多层螺旋 CT

快速 CT 或电子束 CT（EBCT）可测定冠状动脉病变钙化的容量，有助于检出钙化结节突入动脉管腔。最近的研究提示，冠状动脉钙化积分可能与冠心病患者远期预后有关。可以相信，新近出现的多层螺旋 CT 造影（CTA）可更清晰显示冠状动脉节段及狭窄程度，成为无创性估价冠状动脉病变有用的工具。

（五）磁共振显像（MRI）

为近年来最有用的无创性估价斑块成分和特征的方法，通过造影剂增强显影能提高其分辨率，以检出斑块的生物理化特点，包括钙化、纤维性组织、脂核、以及血栓。近年来发展的各种靶向标记的增强磁共振成像技术，是很有希望检测易损斑块的手段。例如，纤维蛋白/基质靶向标记的造影剂增强磁共振成像可以观察斑块表面的糜烂和纤维蛋白沉积。同时，该作反复多次进行。

（六）其他影像技术

包括斑块表面温度的测定、血管内镜、正电子发射断层扫描、血小板/纤维蛋白靶向标记的单光子发射断层扫描、近红外光谱分析等，也已试用于易损斑块的检出。

**三、危险分层因素过多**

无 ST 段抬高 ACS 表现可以从非缺血性胸痛到急性心肌梗死。因此，对这些患者作危险分层，对估价其预后和采取不同治疗方法具有十分重要的临床意义。

（一）临床症状

根据 Braunwald 分类法将不同疼痛程度、持续时间、心肌缺血原因的心绞痛患者分为亚组，其中Ⅲ类（休息时不稳定型心绞痛发作）患者恶性心脏事件发生率增高。心绞痛伴低血压、心力衰竭或血流动力学不稳定，以及急性心肌梗死后早期不稳定心绞痛，均提示患者预后不佳。年龄是影响 ACS 患者预后的重要决定因素。

（二）心电图表现

不稳定心绞痛时，当休息时胸痛伴血压不增高及心率不增快

（即心肌耗氧量不增加）时，心电图示 ST 段压低 $>0.1$ mV 为预后不良的表现。而孤立性 T 波倒置则预后较好。FRISC Ⅱ研究的911 例无 ST 段抬高 ACS 患者中，有 ST 段抬高或压低者其一年的心肌梗死或死亡危险性最大，而无 ST-T 波改变者预后较好。前者的多支血管病变和左主干病变发生率明显高于后者。

Agiar 等认为，连续监测非 ST 段抬高 ACS 患者 ST 段的变化，对早期介入治疗的选择和预后评估均有益。Timoteo 等发现，383 例非 ST 段抬高 ACS 患者中，190 例 ST 段压低，其中 40% 经治疗后 ST 段压低改善 50%，后者心脏事件发生率显著降低。

TIMIⅢ试验显示，无 ST 段抬高 ACS 患者胸前导联 ST 段改变时预后较差，一年内死亡率或心肌梗死发生率为 12.4%，而其他导联 ST 段改变者为 7%~8%。在胸前导联，凹面向下的近乎水平线压低的 ST 段继而过渡到深倒的 T 波，常提示左前降支严重狭窄，并在随后的数周内有较高的发生广泛前壁心肌梗死的危险性。左主干和三支冠状动脉病变者多表现为广泛导联的 ST 段改变，通常表现Ⅰ、Ⅱ、$V_4$~$V_6$ 导联 ST 段抬高。

最近，Savonitto 等分析了 GUSTO-Ⅱb 研究中 5192 例 ACS 患者的入院时心电图，发现对非 ST 段抬高 ACS 患者，心电图导联 ST 段压低的总和预测 30 天的所有原因死亡（且与其他临床因素无关），并与冠状动脉病变严重性相关。即使前壁或下壁导联轻度 ST 段抬高（$<1$ mm）也预示预后不佳。

无 ST 段抬高 ACS 伴严重心律失常（持续性室性心动过速、心室颤动）者，预后也较差。当新近发生传导阻滞时，住院期死亡率增高（7.5% vs 0.5%）。

（三）血清生化测定

无 ST 段抬高 ACS 时，冠状动脉常呈血栓性非完全性阻塞，致使罪犯血管远端心肌细胞缺血或少量坏死（与 Q 波心肌梗死比较），常规 CK 或 CK-MB 检测通常不能作出诊断。

肌钙蛋白（Tn）T 和 I 是目前判断微小心肌损害的特异性指标（尤其是 Tn I）。Wong 等分析了 TACTICS-TIMI 18 研究的

310 例非 ST 段抬高心肌梗死患者 TnT 或 I 与心肌灌注级别之间的关系，发现冠状动脉介入治疗前（58％和 42％，p＝0.007）或后（55％和 35％，p＝0.004）cTnT 阳性者的低级别心肌灌注发生率显著增高，这些患者更易发生血栓（42％和 29％）和 TIMI 0～1 级血流（15％和 7％，p＜0.05）。介入治疗前或后低级别心肌灌注使 6 月死亡或心肌梗死危险性增高。最近许多临床研究证明，Tn T 或 Tn I 增高与无 ST 段抬高 ACS 患者近、远期心脏事件危险性密切相关。GUSTOIIA 试验结果显示，初诊后 2 小时内的单次 TnT 和 TnI 测定对 30 天内死亡率及其他严重并发症均有较高的预测价值。TIMIⅢB 试验中，TnI 增高的无 ST 段抬高 ACS 患者 42 天的死亡率高达 7.5％。

C-反应蛋白是一种反映炎症反应的非特异性指标，C-反应蛋白激活补体系统和中性粒细胞黏附，也吸引冠状动脉斑块中的补体，因此在动脉粥样形成和发展中具有一定的作用。与纤维蛋白原、血清淀粉样物质 A 或其他炎症标志物比较，血浆 C-反应蛋白水平增高更反映冠状动脉病变危险性，且这些无 ST 段抬高 ACS 患者的预后较差（TIMI ⅡA）。血管紧张素Ⅱ受体阻滞药和肝素可减低斑块内 C 反应蛋白，而 β 受体阻滞剂则无此作用。

此外，无 ST 段抬高 ACS 患者的血清细胞黏附分子（SICAM-1、sVCAM-1）、IL-6、TNF、BNP、ET-1、vWF、血浆铜蓝蛋白浓度均有不同程度的增高，且对预后产生一定的影响。Tomota 等发现，无 ST 段抬高 ACS 患者 oxLDL 增高，用阿托伐他汀治疗，使 oxLDL 和 vWF 降低，临床症状改善。Sinkovic 等指出，无 ST 段抬高 ACS 患者 PAI-1 增高，如超过 5 U/mL，则应在 48 小时内行介入治疗。

有报告指出，入院时血清尿酸浓度（7.8 mg/dL）可作为无 ST 段抬高 ACS 患者 30 天死亡和心肌梗死的独立预测因素。最近也有报告，肾功能状态及血清 Cystatin 含量对无 ST 段抬高 ACS 患者危险分层具有一定的临床意义。

（四）冠状动脉病变

严重冠状动脉病变的无 ST 段抬高 ACS 患者其近、远期预后较差。左冠状动脉主干严重狭窄、冠状动脉不稳定斑块均可导致管腔突然阻塞，患者发生猝死。

（五）危险积分

Antman 和 Morrow 等根据临床、心电图、血清学测定和治疗用药给予危险积分（TIMI 危险积分），即对年龄＞65 岁、有 3 个或以上冠心病易患因素、严重心绞痛、冠状动脉病变、心电图 ST 段改变、血清心肌标记物增高和 7 天内应用阿司匹林分别记 1 分，各例总分为 7 分。发现随积分增高，14 天死亡、心肌梗死或难治性心肌缺血发生率也增高。最近，Goncalves 等比较了 TIMI、PURSUIT 和 GRACE 危险积分方法，发现在 TIMI 积分基础上进一步考虑肾功能状态和心功能级别（GRACE 积分法）时，危险分层的精确性明显提高。

ACC/AHA 提出了无 ST 段抬高 ACS 的处理准则，指出具有下列一项表现的不稳定心绞痛和无 ST 段抬高心肌梗死患者应接受早期介入治疗策略：①尽管强化抗心肌缺血治疗，但仍有反复发作静息时心绞痛或心肌缺血；②TnT 或 TnI 增高；③新近或可能新近发生 ST 段压低；④反复发作性心绞痛或心肌缺血伴心力衰竭症状、$S_3$ 奔马率、肺水肿、肺底湿啰音加重，或新近发生或加重二尖瓣返流；⑤无创性检查发现高危征象；⑥左心室受缩功能减低（射血分数＜0.40）；⑦血液动力学不稳定；⑧持续性室性心动过速；⑨6 个月内行冠状动脉介入治疗；⑩以往冠状动脉旁路手术史。

**四、治疗**

无 ST 段抬高 ACS 的治疗目的包括稳定冠状动脉病变、缓解或限制残余心肌缺血和二级预防。

（一）稳定冠状动脉病变

1. 抗血小板治疗

（1）阿司匹林：为第一代血小板抑制剂，通过抑制环氧化酶和减少 TXA2 产生而发挥其抗血小板聚集作用。以往的临床研究证明，阿司匹林可降低无 ST 段抬高 ACS 患者的心肌梗死发生率和死亡率 70%。

阿司匹林 75～150 mg 的使用剂量能够最大程度地减少心血管事件，同时不增加出血的风险，所以目前不推荐应用大剂量阿司匹林（＞150 mg/天）。在 CURE 研究，在传统的抗血小板药物阿司匹林的基础上合用氯吡格雷，进一步降低死亡率，同时增加出血的风险。但需注意，严重出血和颅内出血的风险并未显著增加，而且出血事件增加的患者是应用大剂量阿司匹林的患者，应用阿司匹林 100mg 左右的患者的出血事件并不显著增加。

（2）氯吡格雷（Clopidogrel）：通过抑制血小板表面 ADP 受体而阻断其聚集作用。该药已成为无 ST 段抬高 ACS 治疗的重要组成部分，同时越来越多的临床研究证明其有效性。CURE 研究纳入12 562例无 ST 段抬高 ACS 患者，在应用 75～325 mg 阿司匹林的基础上，被随机接受氯吡格雷或安慰剂治疗，为期 3～12 个月。结果显示，氯吡格雷组心血管死亡、心肌梗死或卒中发生率（9.3%）较对照组（11.5%）明显减低。该研究提供强有力的证据，支持对无 ST 段抬高 ACS 患者在入院时给与阿司匹林和氯吡格雷联合治疗，后者尤其适用于无急症冠状动脉介入治疗条件的医院。同时，PIC-CURE、TARGET、CREDO 和 TOPSTAR 研究证明，正在服用阿司匹林的无 ST 段抬高 ACS 患者准备行介入治疗时，术前给予负荷剂量氯吡格雷（300 mg），并继续 1 月或长期治疗（75 mg/d），使严重心脏事件发生率减低。最近 ACCP 7 推荐，对所有诊断性导管检查术将延迟进行或在冠状动脉造影后 5 天以上才进行冠状动脉手术时，除阿司匹林外，应即刻服用氯吡格雷，予以同样的负荷剂量（300 mg）口服，继以 75 mg/天服用 9～12 个月。应该指出，在行冠状动脉旁路术前氯吡格雷应停用 5～7 天。

在应用氯吡格雷的 30 天内，每治疗 1 000 例患者，就可以预防 12 次事件，但增加 3 例额外的出血。在长期的治疗中（30 天～9 个月），每治疗 1 000 例患者，可预防 10 次事件，仅增加 1 例出血事件。长期使用氯吡格雷在不增加出血风险的基础上降低心脏事件的发生率。CHARISMA 研究正在测定更长时间应用氯吡格雷的疗效。

Gurbel 等体外研究发现，600 mg 氯吡格雷负荷剂量较 300 mg 更有效抑制血小板活性。冠状动脉介入术前给予 600 mg 的负荷剂量后，与 300 mg 负荷剂量相比，术后患者的心肌酶升高幅度降低。ARMYDA-2 研究还发现，接受 600 mg 氯吡格雷的患者，PCI 术后的联合终点降低。Hochholzer 等证明，600 mg 氯吡格雷负荷剂量后对血小板活性的抑制作用呈时间依赖性，口服 2 小时后达到充分抗血小板作用。同时，在该剂量治疗后，他汀类药物并不干扰血小板抑制水平。

最近，CLARITY-TIMI28 和 COMMIT/CCS2 研究也证实了氯吡格雷对增加急性心肌梗死患者梗死相关冠状动脉开通率和降低死亡率的有益作用。

（3）血小板糖蛋白（GP）Ⅱb/Ⅲa 受体阻滞剂：为第三代血小板抑制剂，其特异性抑制血小板表面的纤维蛋白原受体，后者是血小板聚集的最终共同通道。单克隆抗体 Abciximab 与受体不可逆结合；而非抗体复合物（Tirofiban，Eptifibatide 和 Lamifiban 等）与受体竞争性结合，静脉注射停止后数小时作用消失。EPIC、EPILOG 和 CAPTURE 研究显示，与阿司匹林和肝素单独使用比较，GPⅡb/Ⅲa 受体阻滞剂可使无 ST 段抬高 ACS 患者心肌梗死和死亡率降低 25%。无 ST 段抬高 ACS 患者无论是否接受冠状动脉介入治疗，GPⅡb/Ⅲa 阻滞剂均可应用，且出血并发症不增高。

ISAR-REACT 研究对低中危无 ST 段抬高 ACS 患者在选择性 PCI 前至少 2 小时给予 600 mg 氯吡格雷，并随机观察 Abciximab 的作用。发现与安慰剂比较，Abciximab 并不降低一级终点（死亡、心肌梗死、30 天急症靶血管再次血运重建）。最近，Schomig 等进一步分析发现，Abciximab 治疗也不提供一年后的临床益处。

为此，ACCP7 推荐，对中、高危无 ST 段抬高 ACS 的早期治疗，应在使用阿司匹林或氯吡格雷和肝素时，加用 Eptifibtide 或 Tirofiban。对无 ST 段抬高 ACS 患者不推荐 Abciximab 治疗，除非已明确冠状动脉解剖，并于 24 小时内行 PCI。

2. 抗凝治疗

以往国内外大规模临床研究证明，低分子肝素对降低无 ST 段抬高 ACS 患者死亡率和总心脏事件发生率具有显著的有益作用。无 ST 段抬高 ACS 患者接受 Fraxiparin 治疗，其短期对死亡和心肌梗死发生率的作用及安全性至少与调整最佳剂量的普通肝素相同。Antman 等综合分析 TIMI Ⅱ B 和 ESSENCE 研究结果，发现低分子肝素 Enoxiparin 可明显降低无 ST 段抬高 ACS 患者的死亡率。最近，Stenestrand 回顾分析 70 000 余例无 ST 段抬高 ACS 患者的治疗情况，发现用低分子肝素加 PCI 治疗的 30 天和 1 年死亡率分别为 2.2% 和 4.3%，显著低于其他的治疗组合。Cohen 等对 SYNERGY 研究中 6 138 例接受一致（consistent）抗凝治疗进一步分析，发现与普通肝素比较，Enoxiparin 显著降低 30 天心脏事件发生率（死亡、心肌梗死）（13.3% 和 15.9%，p=0.0 039），且并不增加 TIMI 严重出血。CRUSADE 研究也有类似的结果。为此，ACC/AHA 和 ACCP7 提出了无 ST 段抬高 ACS 患者的抗血小板和抗凝治疗准则。在抗血小板治疗的基础上，短期使用普通肝素优于不用肝素；根据体重调整普通肝素的剂量，aPTT 维持于 50～75 s；急性期，低分子肝素优于普通肝素；低分子肝素治疗不需要常规监测 aPTT；应用血小板 GP Ⅱ b/Ⅲ a 受体阻滞剂患者，低分子肝素的安全性优于普通肝素；如果 PCI 延迟，则可考虑延长低分子肝素的治疗，以作为血运重建的桥梁。

最近 OASIS-5 研究对 20 000 例无 ST 段抬高 ACS 患者进行随机 Fondaparin（2.5 mg，每日一次）和 Enoxiparin（1 mg/kg，每日 2 次）对比试验，发现治疗 9 天时，两组的死亡、心肌梗死和心肌缺血复发相似，但前者的出血并发症降低。治疗 30 天和 6 个月时，Fondaparin 组的死亡和心肌梗死发生率显著减低，出血并发症减少。在接受冠状动脉介入治疗者中，Fondaparin 组的血管穿刺部位并发症明显减少，导管血栓形成发生率减低。

3. 他汀类药物

ACS 患者入院早期应用他汀类药物有助于减低复发性心肌缺

血事件。大量的长期二级预防研究资料证明，LDL＞100 mg/dL 患者应接受他汀类药物治疗。最近心脏保护研究指出，长期辛伐他汀（舒降之）40 mg 治疗，不管其基础 LDL 水平如何（包括100 mg/dL 以下者），均可获益。LIPS 研究证明，冠状动脉介入治疗后长期氟伐他汀治疗，使心脏事件发生率降低，同时这些疗效在多支血管病变、糖尿病和 ACS 患者更为显著。PROVE-IT 研究发现，不同的他汀药物具有不同的疗效；同时临床疗效似与他汀药物治疗剂量呈一定的相关性。

（二）抗心肌缺血

1. 药物治疗

常规抗心绞痛药物（尤其是静脉滴注硝酸甘油）已被广泛用于控制无 ST 段抬高 ACS 患者的临床症状，但长期应用并不能防止心脏事件的发生，因而当冠状动脉介入治疗成功后可停止使用。二氢吡啶类钙拮抗剂由于其血管扩张引起反射性心动过速、增加心肌耗氧量，故未证实其无 ST 段抬高 ACS 治疗中的作用。β-阻滞剂在 ACS 抗心肌缺血中具重要的地位，其治疗时的目标心率为50～60 次/分。其他药物治疗包括长期二级预防时的血管紧张素转换酶抑制剂应用。

2. 冠状动脉内支架术

目前，对无 ST 段抬高 ACS 患者早期保守或早期介入治疗，比较明确（表 6-1）。早期的研究（TIMIⅢb 和 VANQWISH 试验）并不证明介入治疗对无 ST 段抬高 ACS 患者的预后有益。最近，FRISCⅡ研究证明，1 207 例接受介入治疗的无 ST 段抬高 ACS 患者的死亡或心肌梗死发生率（9.4％）明显低于 1 226 例内科保守治疗者（12.2％，p＝0.031）。同时，对高危患者（如伴 ST 段压低）早期行冠状动脉介入治疗，其临床益处更为显著。TACTICS-TIMI 18 试验评价早期介入性疗法与保守治疗的作用，进一步证明早期介入治疗的优越性。1 114 例接受介入治疗的无 ST 段患者，其 6 个月死亡、心肌梗死或再入院显著低于 1 106 例内科保守治疗者（15.9％ vs 19.4％，p＝0.025）。RITA-3 研究也进一步支持对此类患者性 PCI 治疗。作者以往对连续 55 例不稳定型心绞痛患者随机行早期冠状动脉内支架术或内科保守治疗、稳定病情后再行延迟介入治疗。结果显示早期冠状动脉内支架术安全，且明显降低这些患者的死亡率和总心脏事件发生率。

表 6-1　无 ST 段抬高 ACS 患者的保守与介入治疗比较

| | FRISC Ⅱ | TACTIC-TIMI18 | RITA-3 |
|---|---|---|---|
| 一级终点 | 死亡/MI | 死亡/MI/再入院 | 死亡/MI/难治心绞痛 |
| 终点时间 | 6 月 | 6 月 | 6 月 |
| 介入治疗 | 9.4% | 15.9% | 9.6% |
| 保守治疗 | 12.1% | 19.4% | 14.5% |
| P 值 | 0.031 | 0.025 | <0.05 |

（介入与保守比较）

MI＝心肌梗死

Spacek 等最近随机研究比较了 131 例无 ST 段抬高 ACS 患者入院第一天即行冠状动脉造影和介入治疗（64 例）或内科保守治疗（67 例），前者 6 个月的一级终点（死亡和心肌梗死）发生率（6.2% vs 22.3%，p<0.001）、病死率（3.1% vs 13.4%，p<0.03）和非致死性心肌梗死（3.1% vs 14.9%，0<0.02）均显著低于后者。TRUCS 研究也有类似的发现。ISAR-COOL 研究对高危患者（67% 有 TnT 增高）比较药物"冷却"（cooling）或立即行 PCI 的疗效，平均至心导管检查的时间分别为 86 小时（冷却组）和 2.4 小时（立即 PCI 组）。一级终点（30 天任何原因死亡和大块非致死性心肌梗死）发生率前者为 11.6%，而后者仅为 5.9%（p＝0.04）。这一研究结果提示，对高危无 ST 段抬高 ACS 患者应尽早进行 PCI 治疗。

大多数无 ST 段抬高 ACS 患者 PCI 时，均使用冠状动脉内支架治疗。EPISTENT、ESPRIT、IMPACT-Ⅱ 以及 PEACE 等研究证实，冠状动脉内支架术尤其在联合应用 GP Ⅱb/Ⅲa 受体阻滞剂后，对无 ST 段抬高 ACS 患者早期介入治疗具有更可靠的安全性和更佳的临床疗效。Ronner 等指出，用 GP Ⅱb/Ⅲa 受体阻滞剂保护，对无 ST 段抬高 ACS 患者早期介入（24 小时内），具有更可靠的安全性和更佳的临床疗效。最近，欧洲心脏协会提出了对无 ST 段抬高 ACS 患者行冠状动脉造影和 PCI 的准则（图 6-1）。

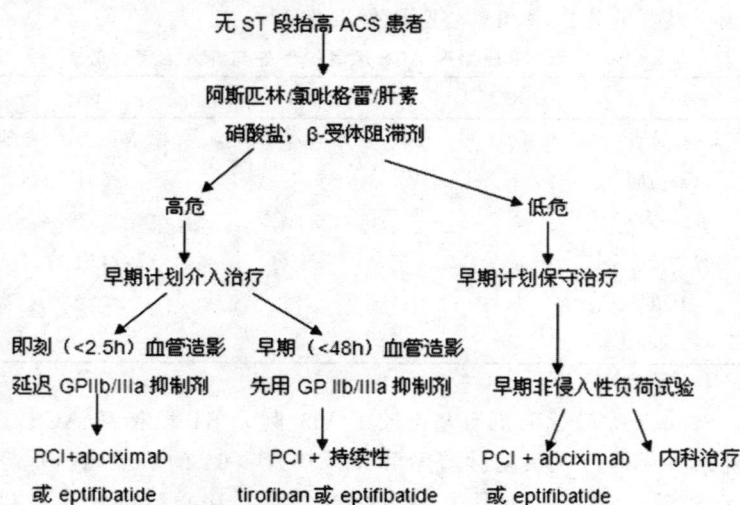

图 6-1　无 ST 段抬高 ACS 的介入性诊治

（三）二级预防

鉴于无 ST 段抬高 ACS 的发病机制，控制冠心病易患因素、稳定动脉粥样斑块、防止血栓形成是本征二级预防的关键。

无 ST 段抬高 ACS 患者必须戒烟、控制血压、血糖和胆固醇。降低血小板聚集药物（例如阿司匹林和噻氯吡啶）常需长期服用。当前对降脂药物在无 ST 段抬高 ACS 二级预防中的作用受到关注。大规模 ACS 降脂治疗临床研究结果显示，他汀类降脂药物可使动脉粥样硬化斑块减小或消退，从而使 ACS 急性发作的危险性明显减低，提示他汀类降脂药物对无 ST 段抬高 ACS 患者的益处，是使不稳定斑块变成稳定斑块。

他汀类降脂药物可能通过多个作用环节对无 ST 段抬高 ACS 患者产生有益作用。首先，该类降脂药物可通过直接或间接作用改善内皮功能。动物实验证明，降低血浆胆固醇可提高内皮功能。

他汀类药物可激活内皮源性 NO 合成酶和内皮依赖性冠状动脉扩张。此外，动物实验和临床试验均证明，他汀类药物能减少动脉粥样斑块中炎性细胞，减轻斑块的炎症反应和增加斑块的稳定性。

## 六、结论

无 ST 段抬高 ACS 的及时诊断和危险分层，对治疗选择极其重要。根据 ACC/AHA 处理心肌缺血原则，对无 ST 段抬高 ACS 的处理策略应是，所有患者均应住院治疗（最好收住 CCU），同时给予常规抗心肌缺血治疗，包括阿司匹林、硝酸酯类、B 受体阻滞剂和肝素（尤其是低分子肝素）。

如入院时或 12 小时后 TnT 正常，则先行内科保守治疗。如在保守治疗期间，患者出现再发心绞痛、心力衰竭或严重心律失常，则需早期冠状动脉造影或介入治疗。但如在保守治疗时病情稳定且心功能无严重损害（左室射血分数＞0.40），则于出院前行负荷试验，根据其结果检出高危（介入治疗）或低危患者（内科治疗）。

如入院时 TnT 增高、再发心肌缺血、血流动力学或心电不稳定、心肌梗死后早期不稳定型心绞痛，则应尽早行冠状动脉造影，并根据冠状动脉病变情况决定行介入治疗或联合应用血小板 GPⅡb/Ⅲa 受体阻滞剂。

# 第七章　糖尿病合并冠心病

　　资料显示，2000 年全球有 1.55 亿成年人诊断糖尿病，1995 年至 2025 年，成年人糖尿病的患病率将增加 35％，糖尿病人数将增加 122％；印度、中国和美国已成为糖尿病患者人数最多的三个国家。接受冠状动脉（冠脉）介入治疗患者中近 25％合并有糖尿病，糖尿病（1 型或 2 型糖尿病）是冠心病患者预后不良的独立预测因素，美国成年人胆固醇教育计划（ATP-Ⅲ）中已将糖尿病列为冠心病的等危因素。而心血管疾病也是糖尿病患者死亡和致残的主要原因，80％糖尿病患者死于心脑血管并发症。动脉粥样硬化是糖尿病患者的一个突出但仍未能良好控制的并发症，对于冠心病合并糖尿病患者的诊断与治疗，一直是研究者关注的难点和重点。

## 一、糖尿病定义

　　1997 年美国糖尿病协会定义空腹 8 小时以上血糖值高于 126 mg/dL （7.0 mmol/L） 或餐后 2 小时血糖高于 200 mg/dL （11.1 mmol/L） 为糖尿病诊断标准 （表 7-1）。

表 7-1　糖尿病诊断标准

| 正常 | 空腹血糖异常 | 糖尿病 |
|---|---|---|
| 空腹血糖＜110 mg/dL （6.1 mmol/L） | 110 mg/dL （6.1 mmol/L）≤空腹血糖＜126 mg/dL （7.0 mmol/L） | 空腹血糖≥126 mg/dL （7.0 mmol/L） |
| 餐后 2 小时血糖＜140 mg/dL （7.7 mmol/L） | 140 mg/dL （7.7 mmol/L）≤餐后 2 小时血糖＜200 mg/dL （11.1 mmol/L） | 餐后 2 小时血糖≥200 mg/dL （11.1 mmol/L） 或随机血糖≥200 mg/dL 伴有糖尿病症状 |

## 二、糖尿病与冠心病

糖尿病作为急性心脏事件的独立危险因素已被多研究证实。GUSTO-1 研究在排除年龄、体重等多项影响因素后表明，糖尿病患者发生急性冠脉综合征（ACS）的风险是非糖尿病患者的 2 倍。UKPDS评估了初次发病的糖尿病患者发生冠心病的危险因素，结果表明糖尿病患者不论血胆固醇水平如何，其致命性心梗和非致命性心梗的发生率均显著增加。荟萃研究表明，冠心病发病率是非糖尿病患者的 2～4 倍。Haffner 等研究表明，糖尿病患者 7 年内心肌梗死（心梗）或死亡发生率为 20%，而非糖尿病患者仅为 3.5%，糖尿病无心梗患者死亡与非糖尿病有心梗患者死亡率相当。糖尿病患者无论冠心病临床表现如何，其预后均欠佳。与非糖尿病患者相比，糖尿病非 ST 段抬高型急性冠脉综合征（ACS）合并症、死亡等危险均增加，且表现为不稳定型心绞痛更易向心梗发展。FINMONICA 心梗登记资料表明，糖尿病增加心梗后 28 天死亡率在男女分别为 58% 和 160%。心梗后 28 天存活的糖尿病患者 1 年死亡率在男女分别为 9.6% 和 10.7%，与非糖尿病患者比较死亡率增加分别为 97% 和 317%，女性显著高于男性。OASIS 研究同样表明，糖尿病无心血管疾病患者发生死亡、心梗、中风等终点事件的可能性与无糖尿病有心血管疾病患者相似，不稳定型心绞痛和非 ST 段抬高型心梗患者死亡率在糖尿病组增加 57%。

## 三、糖尿病合并冠心病机制及特点

动脉粥样硬化所致疾病是糖尿病人死亡的主要原因，其中 75% 患者为冠状动脉粥样硬化，25% 患者为脑血管或外周血管疾病；75% 以上的糖尿病人住院是因为动脉粥样硬化性疾病。大量研究证实高血糖患者游离脂肪酸、糖苷化产物及脂蛋白增加，从而增加机体代谢压力；内皮功能异常提前导致患者动脉发生粥样硬化；炎症及凝血纤溶系统异常促进患者动脉硬化过程的加速等多种因素参与糖尿病患者的动脉粥样硬化过程（图 7-1）。

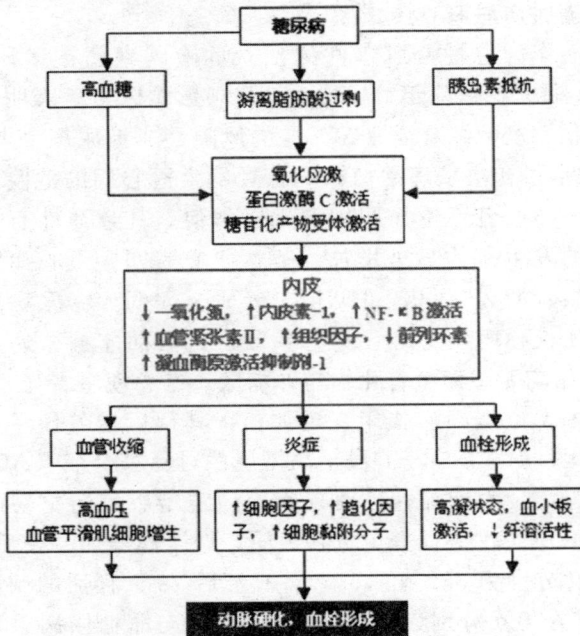

图 7-1　糖尿病患者动脉粥样硬化机制

　　冠脉造影和病理学研究表明，糖尿病合并冠心病患者冠脉病变范围广泛，50％以上患者为多支冠脉病变，慢性闭塞、弥漫性病变发生率显著高于非糖尿病患者，其溃疡、出血、血栓及钙化性病变发生率也更高（图 7-2）。Goraya 等进行的大样本尸检研究表明，糖尿病患者动脉硬化积分、高度狭窄、多支病变等显著高于非糖尿病患者。另外，糖尿病合并冠心病患者可有心肌间质纤维化坏死，炎症细胞浸润，神经纤维减少、局部增后等心肌病变；小血管壁内膜的显著增厚、糖基化蛋白沉淀等特点可显著降低患者冠脉血流储备。

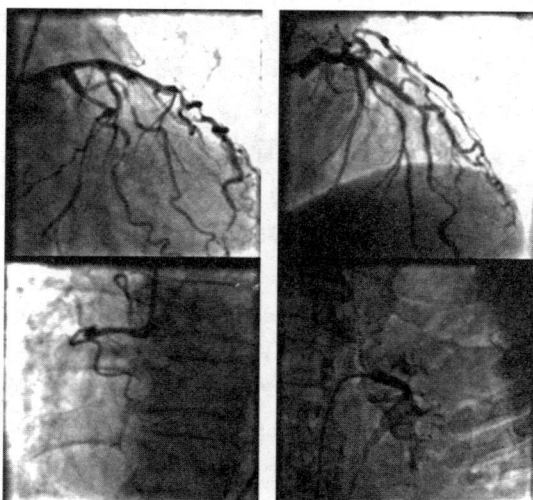

图 7-2 男性，76 岁，糖尿病，多支冠脉病变合并肾动脉病变

## 四、临床表现

（一）糖尿病临床症状

1. 代谢紊乱

因血糖增高引起多尿、多饮、体重减轻，有时伴有多食、视力模糊、皮肤瘙痒等。

2. 急慢性并发症和伴发病

急性并发症包括酮症酸中毒和高渗性非酮症糖尿病昏迷。大血管病变（包括冠脉和脑血管）是糖尿病患者死亡和致残的主要原因，其他伴发疾病包括糖尿病外周血管疾病、糖尿病肾病、视网膜病、神经、眼部、皮肤病变等。而其中大血管并发症的发生率为外周血管并发症两倍以上。

（二）心血管系统病变临床表现

1. 冠心病

主要包括心绞痛和急性冠脉综合征。前者包括稳定性心绞痛和不稳定性心绞痛，后者包括急性 ST 段抬高型心肌梗死及非 ST 段抬高型心肌梗死。需要注意的是，糖尿病患者冠心病的表现可很不典型，许多因心绞痛初诊患者的冠脉病变通常已到非常严重的程度。也有很大一部分患者冠心病直接表现为急性心肌梗死。

2. 心力衰竭

通常以左心功能不全症状为首发，包括活动后胸闷、气促等。到晚期出现右心功能不全症状，出现下肢浮肿、颈静脉怒张等体征。

### 五、糖尿病合并冠心病临床常用检查手段

（一）临床预测

糖尿病并发冠心病患者临床症状通常不明显，Framinghan 登记研究、美国糖尿病协会（ADA）、英国糖尿病研究（UKPDS）等研究者均发表了糖尿病患者发生冠心病的临床预测因素。最近 Dhrubo 等研究表明，与这 3 种危险记分相比，糖尿病心脏病记分（Diabetic Cardiac Risk Score，DCRS）（表 7-2）对预测无症状糖尿病患者有无冠心病更为实用和有效。

表 7-2　糖尿病患者心脏病危险记分（DCRS）*

| 变量 | 记分 |
| --- | --- |
| 年龄（50 岁以上每 10 岁递加） | ＋3 |
| 男性 | ＋8 |
| 冠心病家族史 | ＋3 |
| 吸烟 | ＋12 |
| 低密度胆固醇≥160 mg/dL（4.1 mmol/L） | ＋6 |
| 甘油三酯≥451 mg/dL（5.1 mmol/L） | ＋6 |
| 高密度胆固醇≥45 mg/dL（1.2 mmol/L） | －4 |
| 血压＞140/90 mmHg | ＋8 |
| 外周血管疾病 | ＋12 |
| 2 型糖尿病时间（每 5 年） | ＋2 |
| 需要胰岛素治疗 | ＋4 |
| 肾小球滤过率＜90 mL/min | ＋5 |
| 静息心电图异常 | ＋5 |

＊＜25 分为低危患者

注：（mmHg）×0.133322＝kPa

（二）运动平板试验

糖尿病患者进行平板运动试验以预测冠心病的针对性研究较少，早期研究认为由于糖尿病患者静息型心肌缺血发生率高而影响平板运动试验的阳性率。但 Falcone 等研究表明，糖尿病冠心病患者运动试验中静息性心肌缺血的发生率（58%）和非糖尿病冠心病患者（64%）相似。Callaham 等研究表明，运动试验中出现 ST 段压低（不论有无心绞痛症状）的糖尿病患者随访心脏事件增加。CASS 研究也同样证实糖尿病患者存在静息性缺血心血管事件预后较差。因此，尽管运动试验对于判断糖尿病患者有无冠心病的特异性较差，但对评估此类患者预后有重要作用。

（三）运动负荷心脏超声

Kamalesh 等研究入选 263 例运动负荷超声检查阴性的患者（糖尿病 89 例）平均随访 25 月，糖尿病患者心脏事件（19% 和 9.7%，p=0.03）、非致命性心梗（6.7% 和 1.4%，p<0.05）发生率显著增高。与非糖尿病患者相比，糖尿病患者即使运动负荷超声阴性，其发生心脏事件的风险仍然很高。对于无症状的糖尿病患者常规进行运动负荷超声研究的价值仍未被证实。

（四）核素灌注显像

运动单光子发射计算机断层显像（SPECT）评估糖尿病患者预后的研究相对较少。Kang 等人的研究入选了 1 271 例接受运动 SPECT 检查后诊断或怀疑冠心病的糖尿病患者，与 5 862 例非糖尿病人比较，平均随访 2 年表明糖尿病组每年严重心脏事件（心源性死亡和非致命性心梗）（4.3% 和 2.3%，p<0.001）、总心脏事件（9.0% 和 5.3%，p<0.001）发生率显著增高。糖尿病患者 SPECT 检查正常、轻度异常、中重度异常每年严重心脏事件的发生率分别为 1%～2%，3%～4% 和 >7%。同另外两种方法一样，运动 SPECT 对于提示糖尿病患者预后有一定作用，但对于无症状患者进行运动 SPECT 检查目前尚无临床证据。

（五）检查亚临床型外周血管疾病

糖尿病患者外周血管疾病发生率增加，由于外周血管疾病发生与冠心病有一定相关性，对无症状糖尿病患者评估其外周血管病变对预测其心血管疾病的发生风险有一定意义。

1. 踝－臂血压指数（Ankle-Brachial blood pressure index, ABI）

足背动脉或胫后动脉收缩压（取高值）与上肢平均收缩压的比值，低于 0.90 应考虑外周血管疾病。研究表明，ABI 降低患者心血管疾病死亡率及非致命性心血管事件发生率增加。但测试者必须了解 ABI 的降低与年龄有显著的相关性，50 岁以上患者 ABI 明显下降。

2. 颈动脉中内膜厚度（intima-media thickness, IMT）

颈总动脉远端 1 cm、颈动脉分叉、颈内动脉近端 1 cm 均在 B 超检查范围内。研究表明 IMT 增加患者心血管事件明显增加，而糖尿病患者 IMT 显著高于非糖尿病患者，对糖尿病患者测定 IMT 以评估其冠心病的意义如何，目前尚无研究证实。

（六）冠状动脉造影

冠脉造影仍是目前临床诊断冠心病的金标准。尽管近年有研究报道 64 排螺旋 CT 对于诊断冠心病有一定疗效，但由于其假阴性率仍是困扰临床应用的主要问题。对于无症状型糖尿病患者进行冠脉造影检查的意义目前尚无研究证实。

**六、糖尿病冠心病的治疗**

（一）生活及饮食习惯改变

包括戒烟，运动，肥胖患者减轻体重，饮食控制等。

（二）药物治疗

糖尿病患者代谢紊乱，包括血脂紊乱、高血压、高凝、高血糖和高胰岛素等各个环节均应使用相应的药物进行干预。

1. 血脂紊乱

糖尿病患者 2 种脂代谢紊乱必须纠正，即低密度胆固醇（LDL）过高和脂质异常三联症［甘油三酯增高、小颗粒 LDL（sdLDL）和低高密度胆固醇（HDL）］。大量临床研究表明，糖尿病患者调脂治疗获益比非糖尿病患者更多；他汀类或贝特类药物与安慰剂相比在糖尿病急性心梗的一级和二级预防中均有益处；2型糖尿病患者降LDL治疗可显著降低冠心病的发病风险。美国成年人胆固醇教育计划Ⅲ（ATPⅢ）将糖尿病患者的最适LDL定义在100 mg/dL以下。对于基础LDL≥130 mg/dL的患者，降胆固醇药物应当与饮食控制同时开始。ATPⅢ的更新建议中指出高危患者LDL应控制在70 mg/dL以下。脂质异常三联症被认为是一种高度致动脉硬化的脂代谢紊乱，应用贝特类药物治疗可改善2型糖尿病和代谢综合征患者的这种脂质代谢异常。他汀类是目前用于降低LDL的主要药物，尽管理论上联合贝特类药物可同时降低甘油三酯，但目前尚无临床研究证实其联用的益处。另外，联合用药可能增加他汀类药物的不良反应（包括肝脏损害和肌病发生）。近期研究表明胰岛素增敏剂Thiazolidinediones（TZDs）通过改善血糖而改善血脂紊乱，并降低sdLDL，增高LDL的抗氧化能力，但其对糖尿病冠心病的临床疗效尚无研究证实。

2. 高血压

高血压是糖尿病患者最常见的并存疾病，同时也是冠心病、中风、慢性肾功能不全、心力衰竭等事件的独立危险因素。微清蛋白尿通常与高血压有关，也是预后不良的预测因子和治疗的靶目标。JNC-VI中建议糖尿病患者血压应控制在17.3/10.7 kPa（130/85 mmHg）以下，ADA的建议标准更为严格（表7-3）。临床研究已证实，利尿剂、ACEI和β受体阻滞剂均可减少糖尿病患者初发心血管事件（一级预防）；ACEI可减少冠心病糖尿病患者的心血管事件发生率和死亡率（二级预防）。利尿剂、β受体阻滞剂、血管紧张素转换酶抑制剂（ACEI）、血管紧张素受体阻滞药（ARB）和钙通道拮抗剂（CCB）都可有效降低患者血压，但要达到17.3/10.7 kPa的靶目标，往往需要两种以上药物联合。新的联合制剂，如安博诺（厄贝沙坦与氢氯噻嗪）、海捷亚（氯沙坦钾与氢氯噻嗪）有望减少患者用药种类的同时控制血压。有关β受体阻滞剂在糖尿病患者中的应用仍受到不少学者的质疑，因其可能掩盖糖尿病症状和加重胰岛素抵抗。回顾性研究表明，β受体阻滞剂显著降低老年急性心梗患者1年死亡率（胰岛素依赖型糖尿病降低死亡风险13％，95％CI 0.72～1.07；非胰岛素依赖型糖尿病23％，95％CI 0.67～0.88），与非糖尿病患者比较，使用 β 受体阻滞剂并无增加患者再次住院率。临床研究表明，非选择性 β 受体阻滞剂卡维地落可能通过胰岛素增敏作用改善糖代谢，对于糖尿病冠心病患者的临床治疗中将会有更广的应用。

4. 高凝状态

无论何种糖尿病，血浆凝血酶原抑制剂-1浓度增高、内皮、血小板功能异常及其他凝血系统障碍均可导致患者处于高凝状态。大规模临床研究表明，阿司匹林在一级和二级预防中均对降低糖尿病患者心脏事件有益，剂量75～325 mg应用并不增加患者出血风险。糖蛋白 Ⅱb/Ⅲa 受体阻滞药可减少急性心梗患者经皮冠脉介入治疗（PCI）并发症和住院期严重心脏不良事件发生率。

5. 高血糖和胰岛素抵抗

强化血糖控制可减少包括肾病、神经病变及视网膜病变等微血管并发症，但对冠心病一级和二级预防的作用尚未明确。UKPDS-33研究表明，强化血糖控制组患者微血管事件显著低于常规控制组（8.6％和11.4％，p＝0.01），心梗发生率降低但未达到统计学意义（14.7％和17.4％，p＝0.052）。目前推荐控制标准为空腹血糖低于或接近正常值，糖化血红蛋白（HbA1c）＜7％（表7-3）。1型糖尿病患者的血糖控制主要依赖于胰岛素，2型糖尿病患者通常首先应用口服降糖药物。胰岛素增敏剂二甲双胍（Metformin）仍是多数临床医生治疗2型糖尿病的首选，促胰岛素分泌剂磺脲类（Sulfonylureas）药物对临床新诊断的糖尿病十分有效。大量患者最终可能需要联合应用、甚至加用胰岛素才能达到有效血糖控制。噻唑烷二酮类药物（TZDs）通过激活核受体过氧化物酶体增殖物激活受体 γ（PPARγ）而显著增加胰岛素敏感性，改善胰岛 β 细胞功能。另外，有研究表明 TZDs 有抗炎和抗平滑肌细胞增殖作用，可能使其在心血管疾病领域的应用更为广泛。PROactive 研究结果显示Pioglitazone降低糖尿病患者大血管事件的发生率达 10％，二期终点事件（死亡、心梗和中风）发生率降低 16％（p＜0.05）。但这一研究结论受到多方面的质疑，有人怀疑 PROactive 研究中大血管事件的降低获益于对其他已知危险因素的控制，而并非 Pioglitazone 药物的独特效果。

表 7-3　糖尿病患者冠心病危险因素控制标准

| 危险因素 | 控制目标 | 推荐来源 |
| --- | --- | --- |
| 戒烟 | 完全停止 | ADA |
| 血压 | ＜17.3/11.3 kPa（130/85 mmHg） | JNC VI（NHBLI) |
| | ＜17.3/10.7 kPa（130/80 mmHg） | ADA |
| LDL | ＜100 mg/dL | ATPⅢ，ADA |
| 甘油三酯 200～499 g/dL | 非 HDL 胆固醇＜130 g/dL | ATPⅢ |
| HDL＜40 mg/dL | 提高 HDL | ATPⅢ |
| 高凝状态 | 小剂量阿司匹林 | ADA |
| 血糖 | HbA1c＜7％ | ADA |
| 超重或肥胖（BMI≥25 kg/m²) | 1 年内减轻体重 10％ | OEI（NHBLI）* |
| 体力活动减少 | 根据患者情况运动处方 | ADA |

　* OEI＝Obesity Education Initiative expert panel on identification，evaluation，and treatment of overweight and obesity in adults（Arch Intern Med 1998；158：1855)

（三）冠脉血运重建

包括冠脉介入治疗（PCI）和旁路手术（CABG）。资料表明，接受冠脉介入治疗患者中约 1/4 合并有糖尿病，并且这一数值正在逐年增加。单纯球囊扩张成形术（PTCA）成功率在糖尿病和非糖尿病患者中相似。早期资料表明，糖尿病患者 PTCA 后 9 年死亡率显著高于非糖尿病患者（36.9％和 17.9％，p＜0.01）。BARI 研究 7 年临床随访结果表明，CABG 组糖尿病患者生存率显著高于 PTCA 组（76.4％和 55.7％，p＝0.0 011），而非糖尿病组患者 CABG 和 PTCA 治疗生存率相似（86.4％和 86.8％，p＝0.72）。荟萃研究表明，糖尿病 PCI 组尽管年龄较轻、左心室射血分数较高且冠脉病变较轻，但其随访死亡率仍显著高于 CABG 治疗组（HR＝1.49；95％CI 1.02～2.17，p＝0.037），3 支血管病变患者死亡率更高（HR＝2.02；95％CI 1.04～3.91，p＝0.038）。内皮功能不全、高凝状态、内膜增生过度、负性重构增加、糖化蛋白和血管外基质沉积增加等多种因素导致糖尿病患者 PTCA 术后预后较差。冠脉内裸支架的应用显著改善了非糖尿病冠心病患者的短期和长期临床预后，对于糖尿病患者进行的冠脉支架术研究多为回顾性的，且样本量较小。糖尿病冠心病患者支架术后再狭窄发生率较单纯 PTCA 有所下降，但与非糖尿病患者比较仍显著增高。ARTS 研究比较了冠脉支架术与 CABG 对糖尿病患者的疗效，术后 1 年糖尿病支架组无事件生存率（63.4％）显著低于 CABG 组（84.4％，p＜0.001）和非糖尿病支架组（76.2％，p＝0.04）。

药物洗脱支架（DES）不仅能防止术后早期的血管壁弹性回缩和远期负性重构所造成的再狭窄，并且能显著降低术后平滑肌细胞增殖、新生内膜增生过度而导致的再狭窄，其出现被誉为冠心病介入治疗领域的第三大里程碑。大规模临床研究表明，DES 能有效降低糖尿病患者术后再狭窄及靶血管再次血运重建率（TLR）。SIRIUS 研究糖尿病亚组分析表明，雷帕霉素药物洗脱支架组术后 1 年病变内再狭窄和 TLR 显著低于裸支架组（分别为 17.6 和 50.5％，p＜0.001；8.4％和 26.5％，p＝0.0 002）。E-SIRI-US、New-SIRIUS 等研究均表明雷帕酶素 DES 可有效减少术后 TLR（图 7-3）。最近，DIABETES 研究又一次证实了雷帕酶素 DES 治疗糖尿病冠心病患者的有效性和安全性，TLR 和严重心脏不良事件（MACE）发生率在 DES 组显著降低（与对照组比较分别为：7.3％和 31.3％，11.3％和 36.3％，p 均＜0.001）。TAXUS VI 研究同样显示，紫杉醇 DES 对于降低糖尿病冠心病患者支架术后再狭窄和 TLR 同样有效。作者单位资料表明，DES（包括雷帕酶素和紫杉醇 DES）较裸支架能显著改善糖尿病冠心病患者术后 1 年临床预后，TLR 和 MACE 发生率均显著下降（分别为 7.6％和 32.0％；9.6％和34.0％，p 均＜0.001）、无心脏事件生存率显著提高（图 7-4），且支架内血栓发生率与裸支架相似。

SIRTAX 研究比较两种不同 DES（雷帕霉素和紫杉醇）治疗

糖尿病冠心病患者的疗效，术后 9 月临床随访结果表明雷帕霉素
DES 治疗组严重心脏不良事件发生率低于紫杉醇 DES 组（6.2％和
10.8％，p＝0.009）。ISAR-DIABETES 研究结果也同样表明，雷
帕霉素 DES 治疗糖尿病冠心病患者疗效优于紫杉醇 DES（HR＝
0.24，95％CI 0.09-0.39，p＝0.002）。

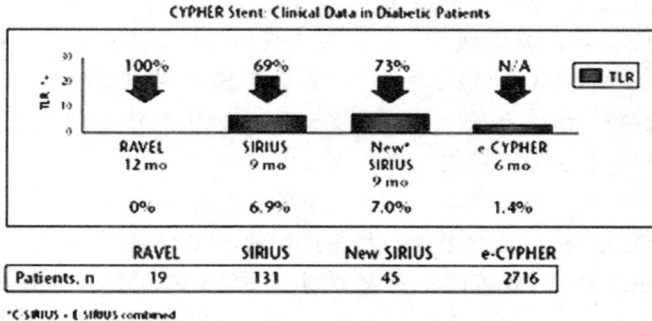

（Kereiakes DJ. Rev Cardiovasc Med. 2005；6（s1）：S48）

**图 7-3　雷帕酶素洗脱支架显著降低糖尿病冠心病患者 PCI 后 TLR**

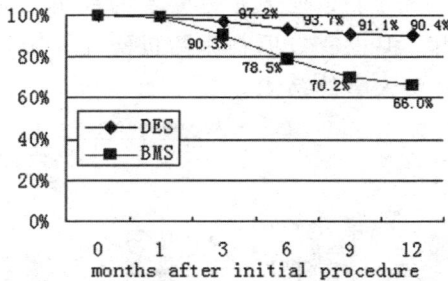

**图 7-4　糖尿病冠心病患者支架术后无心脏事件生存率（BMS＝裸金属支架）**

　　最近一项比较 DES 和外科 CABG 治疗糖尿病合并冠心病患者
的研究结果表明，外科 CABG 疗效仍优于植入药物洗脱支架。
Ben-Gal 等入选 518 例糖尿病冠心病患者，176 例接受雷帕霉素药
物洗脱支架，342 例进行冠脉旁路手术。平均随访 18 月结果发现
两组总体死亡率相似（PCI 组 2.3％，CABG 组 3.5％，p＝0.65），

但心绞痛复发率 PCI 组显著高于 CABG 组（39.5％和 15.1％，p＜0.001），PCI 组 25 例患者接受再次介入治疗，CABG 组仅 5 例（p＝0.01）。

最新 PCI 治疗指南中指出，外科 CABG 有助于改善糖尿病多支冠脉病变患者的长期预后。对适宜外科 CABG 手术的糖尿病多支冠脉病变患者进行 PCI 治疗（尽管使用 DES）仍属于ⅡB 类执证（证据等级 B）。正在进行的 BARI 2D，CARDIA，FREEDOM，COMBAT，SYNTAX 等临床随机研究有望进一步阐明两种治疗方法（应用 DES 进行 PCI 治疗和外科 CABG）对糖尿病冠心病患者的疗效差异。

（四）血小板糖蛋白（GP）Ⅱb/Ⅲa 受体阻滞药

研究表明，血小板糖蛋白Ⅱb/Ⅲa 受体阻滞药阿西单抗（Abciximab）可显著降低糖尿病患者冠脉支架术后 6 月的死亡率和 TLR。Bhatt 等研究再次证实了多支冠脉病变患者支架术围术期 GPⅡb/Ⅲa 受体阻滞药的应用能显著改善患者预后（图 7-5）。有学者指出，Abciximab 除了通过抑制血小板 GPⅡb/Ⅲa 受体外，可能对改善糖尿病患者的高凝状态和抑制内膜增生有一定作用。但也有数项临床随机研究并未得出 Abcixmab 能降低支架术后再狭窄的结论。

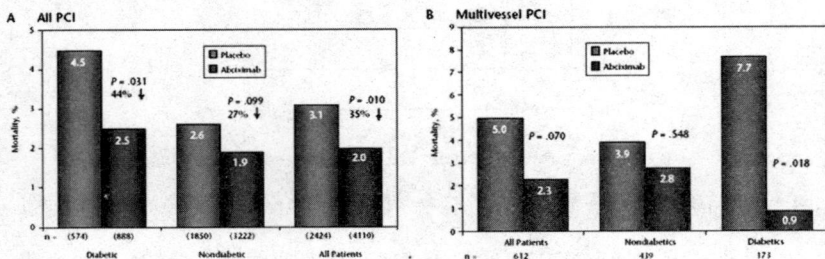

（Kereiakes DJ. Rev Cardiovasc Med. 2005；6（s1）：S48）

图 7-5　PCI 术后 1 年死亡率与 Abciximab

总之，糖尿病是心血管疾病的主要危险因素，其发病率仍在增长，糖尿病合并冠心病患者的诊断和治疗一直是临床的难点。

强调血糖控制传统观念可限制微血管病变的进展，但对大血管病变的益处并不明显。同样，对于糖尿病冠心病患者除再血管化治疗外，还需对各种危险因素进行综合调控。尽管 DES 的出现令人鼓舞，但仍需更多临床试验检验。如何在循证医学的基础上，寻找一种有效的、安全的针对糖尿病冠心病患者干预途径，仍是我们面临的挑战。

# 第八章 难治性心力衰竭

充血性心力衰竭发病率随着全球人口老年化进程的加快而逐渐上升，在成年人群其发病率为$1\%\sim2\%$。虽然近年来对充血性心力衰竭的发病机制和病理生理的认识有了很大的提高，许多新的药物和新的治疗方式应用于临床，但充血性心力衰竭的死亡率仍然很高，美国 Framingham 研究表明，在过去 40 年，充血性心力衰竭的生存率没有明显的变化，诊断充血性心力衰竭后的平均生存期男性为 1.66 年，女性为 3.17 年。我国有关充血性心力衰竭的流行病学资料甚少。

很多心力衰竭患者，虽然经过积极的药物治疗，但心力衰竭症状仍然难以控制，需要反复住院，生存期限短，即发展成为难治性心力衰竭。难治性心力衰竭具有"四高"的特点，即死亡率高，发病率高，住院率高，医疗费用高。近年随着一系列针对心力衰竭所致神经－激素过度调节的药物应用，一些新的治疗方式（如心室再同步化治疗）的应用以及心外科所取得的进展，使难治性心力衰竭的治疗取得了一些进展。

## 一、诊断

难治性心力衰竭（refractory heart failure，RHF）是指在合理用药治疗的基础上，患者在休息或轻微活动时出现症状或症状恶化，心功能为Ⅲ－Ⅳ级，射血分数（LVEF）$<25\%$。根据临床症状及体征判断左心衰竭、右心衰竭或全心衰竭。左心衰竭的常见临床表现包括：左心室增大、左心室收缩末期容量增加及 LVEF$\leqslant$ $40\%$；有基础心脏病的病史、症状及体征；有或无呼吸困难、乏力和液体潴留（水肿）等症状。

　　了解心力衰竭的病因为治疗决策提供帮助，不同病因采取不同的治疗方案。根据病史及体格检查，提供各种心脏病的病因线索，如冠心病、心脏瓣膜病、高血压、心肌病和先天性心脏病。

　　心电图、胸部 X 线摄片、二维及多普勒超声心动图检查对心力衰竭的病因诊断提供极为有用的资料。核素心肌灌注显像可诊断心肌缺血和心肌梗死，对鉴别扩张型心肌病和缺血性心肌病有一定帮助。冠状动脉造影为鉴别缺血性和非缺血性心肌病提供最可靠的依据；心肌活检对不明原因的心肌病诊断价值有限，但有助于明确心肌炎症性或浸润性病变的诊断。

**二、临床评估**

　　临床上需要从 4 个方面对难治性心力衰竭加以评估：判断心力衰竭程度；识别可逆诱因；对血流动力学进行评估；预后评估。

　　（一）判断心力衰竭程度

　　1. 二维及多普勒超声检查

　　对心力衰竭程度判断提供极为有用的资料，其意义包括：定量测定心房内径、左室舒张末期容量（LVEDV）和收缩末期容量（LVESV），推算 LVEF。区别舒张功能不全和收缩功能不全，LVEF＜40％为左室收缩功能不全。LVEF 及 LVESV 是判断收缩功能和预后的最有价值的指标。左室收缩末期容量指数（LVESVI＝LVESV/体表面积）达 45 mL/m² 的冠心病患者，其病死率增加 3 倍。二维及多普勒超声检查为评价治疗效果提供客观指标。

　　2. X 线胸片

　　可提供心脏增大、肺淤血、肺水肿及原有肺部疾病信息。

　　3. 心电图

　　提供既往心肌梗死、左室肥厚、广泛心肌损害及心律失常等方面的情况。

　　4. 核素心室造影及心肌灌注显像

　　核素心室造影可准确测定左室容量、LVEF 及室壁运动。存活心肌的评估对陈旧性心肌梗死患者血运重建的必要性至关重要。有心肌存活的患者，血运重建可有效改善左室功能。目前应用于临床判断存活心肌的方法有：刺激心肌收缩力储备的小剂量多巴酚丁胺超声心动图负荷试验；核素心肌灌注显像（$^{201}$T1 和$^{99m}$Tc-MIBI SPECT）；代谢示踪剂氟脱氧葡萄糖（FDG）判断心肌活性的正电子发射体层扫描（PET）。

心功能不全的程度判断可根据 NYHA 心功能分级和 6 分钟步行试验判断，二维超声心动图检查、核素心室造影、左心室造影测量的 LVEF 对充血性心力衰竭的程度评价特异性更高，更为可靠。

（1）NYHA 心功能分级：Ⅰ级，日常活动无心力衰竭症状。Ⅱ级，日常活动出现心力衰竭症状（呼吸困难、乏力）。Ⅲ级，低于日常活动出现心力衰竭症状。Ⅳ级，在休息时出现心力衰竭症状。心力衰竭患者的 LVEF 与心功能分级症状并非完全一致。

（2）6 分钟步行试验：在特定的情况下，测量在规定的时间内步行的距离。虽然心力衰竭患者在 6 分钟内步行的距离可能受到医师诱导或患者的主观能动性的影响，但此方法安全、简便、易行，已逐渐在临床上应用。6 分钟步行距离不但能评定患者的运动耐力，而且可预测患者预后。

（二）识别可逆诱因

难治性心力衰竭患者常常存在一些可逆性诱因，使心力衰竭程度加重，当这些诱因被去除或控制后，心力衰竭得以控制，因此，发现并去除这些诱因极为重要。常见的可逆性诱因包括：水钠潴留、感染、风湿活动、神经源性肺水肿、严重低蛋白血症、贫血和肾功能不全等。

水钠潴留是难治性心力衰竭的常见可逆性诱因，可见于大多数难治性心力衰竭患者，对每一例心力衰竭患者均因进行水钠潴留评估，其严重程度判断可根据患者的体重、肺部啰音、肝脏肿大和全身浮肿情况来判断。每次随诊时应记录患者的体重，短时间内体重增加是液体潴留的可靠指标，故体重测量是有用的判断液体潴留的方法。注意颈静脉充盈的程度及肝颈静脉回流征，并注意肺部和肝脏淤血的程度（肺部啰音、肝脏肿大），检查下肢和骶部水肿，腹部移动性浊音，以发现腹水。液体潴留的判断对决定是否需要利尿剂治疗十分重要。

（三）血液动力学评估

有创性血液动力学检查主要针对严重威胁生命，并对治疗无反应的泵衰竭或需对呼吸困难和低血压休克作鉴别诊断时应用。检查通过静脉置入 Swan-Ganz 漂浮导管，监测肺动脉压、肺毛细血管楔入压、中心静脉压和心排血量（心排指数）。同时测定动脉血压等，以了解患者的血液动力学状况，结合患者的临床情况（如水钠潴留，心力衰竭程度）进行药物调整。

（四）预后评估

综合评价疾病进展包括以下方面：死亡；猝死；症状恶化（NYHA 心功能分级增加）；因心力衰竭加重需要增加药物剂量或增加新药治疗；因心力衰竭或其他原因需住院治疗，其中住院次数可作为观察疾病进展情况指标，在临床和经济效益方面有重要意义。

病死率是临床预后的主要指标，为此，大系列临床试验设计用生存率来评价治疗效果及对临床实践产生重要影响。但是，病死率并不能完全评价疾病的进展，不少心力衰竭患者虽然生存但症状恶化，需多次反复住院，并且需要强化和昂贵的治疗。因此，需要结合疾病进展情况来综合评定。

**三、一般治疗和改善症状的治疗**

除使用血管紧张素转换酶（ACE）抑制剂、β 受体阻滞剂、醛固酮拮抗剂和血管紧张素 II 受体阻滞剂等改善预后的治疗以外，顽固性心力衰竭的治疗可从以下 4 个方面予以考虑。即症状性治疗：根据血液动力学特点将顽固性心力衰竭分为有/无液体潴留（wet/dry）和有/无低灌注征象（warm/cold）。Wet＋warm 型：联合应用袢利尿剂，静脉滴注硝酸甘油，不需要应用正性肌力药；Wet＋cold 型：采用血管扩张药改善临床症状，静脉应用硝普钠时，在有创血液动力学的监测下进行效果较好，稳定后改用 ACE 抑制剂或肼苯达嗪＋硝酸酯；Dry＋cold 型：临床多较稳定，但症状一旦加重，口服药物通常无效。顽固性水肿的治疗成功的关键在于识别和控制液体潴留。稀释性低钠血症最常见于大量利尿、限盐、未限液量的患者，可采用渗透性利尿治疗。真性低钠血症的患者恶心和嗜睡症状较重。心肾综合征多见于有基础肾脏病和（或）长期高容量负荷患者。肾前性肾功能不全最常见，表现为尿少、低血压，利尿剂和血管扩张药物的疗效差，可给予静脉应用洋地黄或多巴胺＋利尿剂治疗。

（一）利尿剂

利尿剂通过抑制肾小管特定部位钠或氯的重吸收，遏制心力衰竭时的钠潴留，减少静脉回流而减轻肺淤血，降低前负荷而改善心功能。常用的利尿剂有作用于 Henle 襻的襻利尿剂，如呋塞米（furosemide）；作用于远曲肾小管的噻嗪类，如氯噻嗪和氯噻酮；以及保钾利尿剂如螺内酯（spironolactone）、氨苯蝶啶（triamterene）、阿米洛利（amiloride），后二者不受醛固酮调节。所有利尿剂均能增加尿量和钠排泄，但其药理学特性各异。襻利尿剂增加尿钠排泄可达钠滤过负荷的 $20\%\sim25\%$，且能加强游离水的清除。除肾功能严重受损（肌酐清除率$<5$ mL/min）者外，一般均能保持其利尿效果。相反，噻嗪类增加尿钠排泄的分数仅为钠滤过负荷的 $5\%\sim10\%$，使游离水的排泄趋于减少，而且，肾功能中度损害（肌酐清除率$<30$ mL/min）时就失效。因此，襻利尿剂是多数心力衰竭患者的首选药物。

然而，至今尚无利尿剂治疗心力衰竭的长期临床试验，因此，利尿剂对心力衰竭患者病死率和患病率的影响还不清楚。多数心力衰竭干预试验的患者均同时服用利尿剂。所有临床观察均证明，对有液体潴留的心力衰竭患者，利尿剂是任何一种有效治疗策略中的必不可少的组成部分，但单一利尿剂治疗是不够的。合理使用利尿剂是其他治疗心力衰竭药物取得成功的关键因素之一。如利尿剂用量不足造成液体潴留，会降低对 ACE 抑制剂的反应，增加使用 β 受体阻滞剂的危险。另一方面，不恰当的大剂量使用利尿剂则会导致血容量不足，增加 ACE 抑制剂和血管扩张剂发生低血压的危险，及 ACE 抑制剂和 AngⅡ受体阻滞剂出现肾功能不全的危险。所有这些充分说明，恰当使用利尿剂应被视为任一有效治疗心力衰竭措施的基础。

所有液体潴留的证据或原先有过液体潴留心力衰竭患者，均应给予利尿剂。应用利尿剂后心力衰竭症状得到控制，临床状态稳定，亦不能将利尿剂用于单一治疗。利尿剂一般应与 ACE 抑制剂和 β 受体阻滞剂联合应用。利尿剂通常从小剂量开始，如呋噻米每日 20 mg；氢氯噻嗪每日 25 mg，并逐渐增加剂量直至尿量增加，体重每日减轻 0.5～1.0 kg。利尿剂应用的目的是控制心力衰竭的液体潴留，一旦病情控制（肺部啰音消失、水肿消退、体重稳定），即可用最小有效量长期维持，一般需无限期使用。在长期维持期间，仍应根据液体潴留情况随时调整剂量。每日体重的变化是最可靠的监测利尿剂效果和调整利尿剂剂量的指标。在利尿剂治疗的同时，应适当限制钠盐的摄入量。

利尿剂抵抗：随着心力衰竭的进展，肠管水肿或小肠低灌注，药物吸收延迟，加之，由于肾血流和肾功能减低，药物转运受到损害。因而当心力衰竭进展恶化时，常需加大利尿剂剂量。最终，再大的剂量也无反应，即出现利尿剂抵抗。此时，可用以下方法纠正：静脉应用利尿剂：如呋噻米持续静脉滴注（1～5 mg/h）；2 种或 2 种以上利尿剂联合使用；应用增加肾血流的药物，如短期应用小剂量的多巴胺或多巴酚丁胺（2～5 μg/kg/min）；非类固醇类抗炎药吲哚美辛能抑制多数利尿剂的利钠作用，特别是襻利尿剂，并促进利尿剂的致氮质血症倾向，应避免使用。

利尿剂不良作用包括：①电解质丢失：利尿剂可引起低钾、低镁血症而诱发心律失常。当肾素－血管紧张素－醛固酮系统高度激活时易发生低钾、低镁血症。联合应用 ACE 抑制剂，并给予保钾利尿剂特别是醛固酮受体阻滞药螺内酯常能预防钾、镁的丢失，较补充钾盐、镁盐更为有效，且易耐受。出现低钠血症时应注意区别缺钠性低钠血症和稀释性低钠血症，因二者治疗原则不同。缺钠性低钠血症发生于大量利尿后，属容量减少性低钠血症。

患者可有体位性低血压，尿少而比重高，治疗应予补充钠盐。稀释性低钠血症又称难治性水肿，见于心力衰竭进行性恶化患者。此时有钠、水潴留，而水潴留多于钠潴留，故属高容量性低钠血症。患者尿少而比重偏低，治疗应严格限制入水量，并按利尿剂抵抗处理。②神经内分泌激活：利尿剂的使用可激活内源性神经内分泌，特别是肾素-血管紧张素系统（RAS）。③低血压和氮质血症：过量应用利尿剂可降低血压和损害肾功能，但低血压和氮质血症也可能是心力衰竭恶化的表现。在后一种情况下如减少利尿剂用量可使病情加剧。心力衰竭患者如无液体潴留，低血压和氮质血症可能与容量减少有关。这种患者如血压和肾功能的变化显著或产生症状，则应减少利尿剂用量。然而，如果患者有持续液体潴留，则低血压和氮质血症有可能是心力衰竭恶化和外周有效灌注量降低的反映，应继续维持所用的利尿剂，并短期使用能增加终末器官灌注的药物如多巴胺或多巴酚丁胺。

（二）洋地黄制剂

洋地黄通过抑制衰竭心肌细胞膜 $Na^+/K^+$-ATP 酶，使细胞内 $Na^+$ 水平升高，并促进 $Na^+$-$Ca^{2+}$ 交换，细胞内 $Ca^{2+}$ 水平提高，从而发挥正性肌力作用。另外，副交感传入神经的 $Na^+/K^+$-ATP 酶受抑制，提高了位于左室、左房和右房入口处、主动脉弓和颈动脉窦的压力感受器的敏感性，抑制性传入冲动的数量增加，进而使中枢神经系统下达的交感兴奋性减弱。此外，肾脏的 $Na^+/K^+$-ATP 酶受抑，可减少肾小管对钠的重吸收，增加钠向远曲小管的转移，导致肾脏分泌肾素减少。

地高辛是一种有效、安全、使用方便、价格低廉的心力衰竭治疗的辅助药物。由于地高辛对心力衰竭病死率的下降没有作用，因而不存在推迟使用会影响生存率的可能性。建议先使用那些能减少死亡和住院危险的药物（ACE 抑制剂和 β 受体阻滞剂），如果症状仍持续存在，则加用地高辛。应用地高辛可改善心力衰竭患者的临床状况。尽管 β 受体阻滞剂对于控制运动时心室率的增加可能较为有效，然而地高辛更适宜用于心力衰竭伴有快速心室率的心房颤动患者。地高辛不能用于窦房阻滞、二度或高度房室传导阻滞且无永久起搏器保护的患者。

目前多采用自开始即用固定的维持量给药方法，即维持量疗法，剂量为 0.125～0.25 mg/d。对于 70 岁以上或肾功能受损者，地高辛宜用小剂量（0.125 mg）每日 1 次或隔日 1 次。虽然有学者提倡使用测定地高辛血清浓度的方法，指导地高辛剂量的选择，但是尚无证据表明，所测得血清地高辛浓度可以反应地高辛的剂量是否恰当。

洋地黄的不良反应：心律失常（期前收缩、折返性心律失常和传导阻滞）；胃肠道症状（厌食、恶心和呕吐）；神经精神症状（视觉异常、定向力障碍、昏睡及精神错乱）。这些不良反应常出现在地高辛血清浓度大于 2.0 ng/mL 时，但也可见于地高辛水平较低时。

（三）环腺苷酸依赖性正性肌力药

环腺苷酸（cAMP）依赖性正性肌力药包括：β 肾上腺素能受体激动剂，如多巴酚丁胺；磷酸二酯酶抑制剂，如米力农。这两种药物均通过提高细胞内 cAMP 水平而增加心肌收缩力，而且兼有外周血管扩张作用，短期应用均有良好的血液动力学效应。然而长期使用时，不仅不能改善症状或临床情况，反能增加病死率。氨力农由于有严重不良反应（肝功能异常、发热、血小板减少、胃肠道不适），已从市场撤销。长期米力农的 PROMISE（Prospective Randomized Milrinone Survival Evaluation trial）试验和口服异波帕胺的 PRIME II（Second Prospective Randomized Study of Ibopamine on Mortality and Efficacy）试验，分别入选 1 088 例和 1 906 例 NYHA 心功能 III、IV 级心力衰竭患者，均因治疗组病死率显著增加而提前中止试验。此后，临床医师试图应用长期间歇静脉滴注的方法来减少其危害性，主要应用多巴酚丁胺和米力农。

由于缺乏 cAMP 依赖性正性肌力药有效的证据，以及考虑到药物的毒性，不主张对慢性心力衰竭患者长期、间歇静脉滴注此类正性肌力药。对心脏移植前的终末期心力衰竭、心脏手术后心肌抑制所致的急性心力衰竭、以及难治性心力衰竭，可考虑短期支持应用3～5天。推荐剂量：多巴酚丁胺 2～5 $\mu g/kg/min$；米力农 50 $\mu g/kg$ 负荷量，继以 0.375～0.750 $\mu g/kg/min$。

（四）心肌能量药物

心肌能量药物如辅酶 Q10、肌苷、1，6 二磷酸果糖或某些激素如生长激素等，常用于心力衰竭的治疗。虽然这些药物常被称为是"天然"的，然而，它们对心力衰竭的有效性和作用机制，短期和长期应用的安全性等均未经过验证。此外，这些制剂和已肯定的治疗心力衰竭有效药物之间是否有相互作用亦不清楚。因此，不推荐应用营养制剂或激素治疗。

**四、改善生存率的药物治疗**

难治性心力衰竭药物治疗效果不理想，一年的生存率低于50％。近 20～30 年来，随着对心力衰竭发病机制认识的加深，以及针对心力衰竭的求证医学研究成果，使心力衰竭患者的预后有了一定的改善。30 年前，对心力衰竭的认识停留在心肌收缩力的减低方面，治疗主要以心肌收缩力药物为主；20 年前开始认识到改善血液动力学的意义，治疗时使用血管扩张剂改善血液动力学，但这些治疗虽然可减轻症状，对改善愈后作用并不明显。近年认识到神经－激素的过渡调节是导致心力衰竭的发生和心力衰竭的加重的最主要原因。随着循证医学的开展及其临床实践的深入，神经－激素阻断药物已成为心力衰竭治疗的基石。

（一）ACE 抑制剂

ACE 抑制剂对心力衰竭的治疗作用主要通过抑制组织和循环的 RAS 以及抑制缓激肽降解而发挥作用。已有的研究结果证明，ACE 抑制剂还通过缓激肽-NO 旁路发挥抗血管平滑肌增殖、扩张血管、增强前列环素、增强组织纤溶酶原激活物（t-PA）及抗氧化作用，这些均对改善心力衰竭产生有益的作用。

迄今为止已有 39 个应用 ACE 抑制剂治疗慢性心力衰竭的临床试验（8 308 例，$LVEF \leqslant 0.40$），在利尿剂基础上加用 ACE 抑制剂，合用或不用地高辛。汇总分析结果表明，ACE 抑制剂使死亡的危险性下降 24%（95%可信限 13%～33%，P＜0.001），减少因心力衰竭及其他心血管原因（再梗死及不稳定心绞痛）的住院次数或死亡 35%，与安慰剂相比有显著差异（P＜0.001）。此外 ACE 抑制剂还能改善患者的临床症状，增加运动耐量。亚组分析进一步表明，ACE 抑制剂能延缓心室重塑，防止心室扩大的发展，包括无症状心力衰竭患者。这些临床试验奠定了 ACE 抑制剂作为心力衰竭治疗的基石和首选药物的地位。

ACE 抑制剂适用于慢性心力衰竭（轻、中、重度）患者的长期治疗，不能用于抢救急性心力衰竭或难治性心力衰竭正在静脉用药者，只有长期治疗才有可能降低病死率。为了达到长期治疗之目的，医师和患者都应了解症状改善往往出现于治疗后数周至数月，即使症状改善不显著，ACE 抑制剂仍可减少疾病进展的危险性。ACE 抑制剂治疗早期可能出现一些不良反应，但一般不会影响长期应用。

ACE 抑制剂禁忌证包括用 ACE 抑制剂曾出现致命性不良反应的患者，如曾有血管神经性水肿、无尿性肾衰竭或妊娠妇女。慎用情况包括双侧肾动脉狭窄；血肌酐水平显著升高 [＞225.2 $\mu$mol/L（3 mg/dL）]；高血钾症（＞5.5 mmol/L）；低血压 [收缩压＜12.0 kPa（90 mmHg）]，低血压患者需经其他处理，待血液动力学稳定后再决定是否应用 ACE 抑制剂，如果血流动力学稳定只是患者收缩压＜12.0 kPa，可以考虑小剂量尝试加用 ACE 抑制剂。

ACE 抑制剂在难治性心力衰竭的应用中应注意起始剂量和递增方法。治疗前应注意利尿剂已维持在最合适剂量。因液体潴留可减弱 ACE 抑制剂的疗效，而容量不足又可加剧 ACE 抑制剂的不良反应。ACE 抑制剂应用的基本原则是从很小剂量起始，逐渐递增，直至达到目标剂量（表 8-1）。一般每隔 3～7 天剂量倍增 1 次。剂量调整的快慢取决于每个患者的临床状况。有低血压史、低钠血症、糖尿病、氮质血症以及服用保钾利尿剂者，递增速度宜慢。ACE 抑制剂的耐受性约 90%。在上述的随机对照临床试验中，ACE 抑制剂的剂量不是根据患者治疗反应而定的，而是达到了规定的目标剂量。但在临床上，小剂量应用现象十分普遍，认为小剂量也同样有效而且更好，这是一种误解。一些研究表明，大剂量较之小剂量对血液动力学、神经内分泌、症状和预后产生更大作用。赖诺普利治疗和生存评价研究（Assessment of Treatment with Lisinopril and Survival，ATLAS）中大剂量组（32.5～35 mg/d）减少死亡和住院的复合危险性的作用优于小剂量组（2.5～5.0 mg/d），而耐受性两组相同。因此，应该尽量将剂量增加到目标剂量或最大耐受剂量。一旦剂量调整到目标剂量或最大耐受剂量，应终生使用。ACEI 的良好治疗反应通常要到 1～2 个月或更长时间才显示出来，但即使症状改善并不明显，仍应长期维持治疗，以减少死亡或住院的危险性。撤除 ACE 抑制剂有可能导致临床状况恶化，应予避免。有关不同类型 ACE 抑制剂的效果和选择，目前已有的证据表明，ACE 抑制剂治疗慢性收缩性心力衰竭是一类药物的效应，各种 ACE 抑制剂对心力衰竭患者的症状、临床状况、病死率或疾病进展的影响均无差别。各种 ACE 抑制剂药理学的差别如组织选择性、ACE 结合部位、短或长效等，对临床影响不大。因此在临床实践中，各种 ACE 抑制剂均可应用。

ACE 抑制剂的不良反应包括：

（1）低血压：很常见，在治疗开始几天或增加剂量时易发生。肾素－血管紧张素－醛固酮系统（RAS）激活明显的患者，发生早期低血压反应的可能性最大，这些患者往往有显著的低钠血症（<130 mmol/L）或新近明显或快速利尿。预防方法包括密切观察下坚持以极小剂量起始，也可以先停用利尿剂 1～2 天以减少患者对 RAS 的依赖性，并停用其他影响血压的药物，如钙拮抗剂。首剂给药如果出现症状性低血压，重复给予同样剂量时不一定也会出现症状。多数患者经适当处理后仍适合接受 ACE 抑制剂长期治疗。

（2）肾功能恶化：肾脏灌注减少时肾小球滤过率明显依赖于血管紧张素Ⅱ（AngⅡ）介导的出球小动脉收缩的患者，如 NYHA 心功能Ⅳ级或低钠血症的患者易致肾功能恶化。ACE 抑制剂使用后肌酐显著升高>442 $\mu$mol/L 者严重心力衰竭较轻、中度心力衰竭者多见，伴肾动脉狭窄或合用非类固醇类抗炎制剂者易发生。减少利尿剂剂量，通常会改善肾功能，不需要停用 ACE 抑制剂。如因液体潴留而不能减少利尿剂剂量，权衡利弊以"容忍"轻、中度氮质血症，维持 ACE 抑制剂治疗为宜。服药后 1 周应检查肾功能，然后继续监测，如血清肌酐增高大于 225.2 $\mu$mol/L（3 mg/dL），应停用 ACE 抑制剂。

（3）高血钾：ACE 抑制剂阻止醛固酮合成而减少钾的丢失，心力衰竭患者可能发生高钾血症，严重者可引起心脏传导阻滞。肾功能恶化、补钾、使用保钾利尿剂，尤其合并糖尿病时易发生高钾血症。ACE 抑制剂应用后 1 周应复查血钾，如血钾大于 5.5 mmol/L，应停用 ACE 抑制剂。

（4）咳嗽：ACE 抑制剂引起的咳嗽特点为干咳，见于治疗开始的若干个月内，要注意排除其他原因尤其是肺部淤血所致的咳嗽。停药后咳嗽消失，再用干咳重现，高度提示 ACE 抑制剂是引起咳嗽的原因。对咳嗽不严重可以耐受者，应鼓励其继续用 ACE 抑制剂。如持续咳嗽，影响正常生活，可考虑停用，并改用 AngⅡ受体阻滞药。

（5）血管性水肿：较为罕见（<1%），但可出现声带水肿，危险性较大，应予注意。多见于首次用药或治疗最初 24 小时内。由于可能是致命性的，因此，如临床上一旦疑为血管神经性水肿，患者应终生避免应用所有的 ACE 抑制剂。

**表 8-1　常用 ACE 抑制剂的参考剂量**

| 药物 | 起始剂量 | 目标剂量 |
| --- | --- | --- |
| 卡托普利 | 6.25 mg，3 次/d | 25～50 mg，3 次/d |
| 依那普利 | 2.5 mg，1 次/d | 10 mg，2 次/d |
| 培哚普利 | 2 mg，1 次/d | 4 mg，1 次/d |
| 雷米普利 | 1.25～2.5 mg，1 次/d | 2.5～5 mg，2 次/d |
| 苯那普利 | 2.5 mg，1 次/d | 5～10 mg，2 次/d |
| 福辛普利 | 10 mg，1 次/d | 20～40 mg，1 次/d |
| 西拉普利 | 0.5 mg，1 次/d | 1～2.5 mg，1 次/d |
| 赖诺普利 | 2.5 mg，1 次/d | 5～20 mg，1 次/d |

（二）β受体阻滞剂

该类药物是近几年来研究最为活跃的神经－激素阻断药物，已成为慢性心力衰竭的标准治疗。心力衰竭时肾上腺素能系统的激活介导多种不良效应如心肌重塑、血管收缩、RAS 系统激活、水钠潴留和细胞凋亡等，而 $\beta_1$ 受体信号转导的致病性明显大于 $\beta_2$、$\alpha_1$ 受体。当心力衰竭加重时使肾上腺素能系统的激活，而肾上腺素能系统的激活又使心力衰竭加重，形成恶性循环。这是 β-受体阻滞药治疗慢性心力衰竭的理论基础。和 ACE 抑制剂一样，β-受体阻滞药的治疗益处同样贯穿于整个心力衰竭的治疗谱。在 MER-IT-HF、BISIS-Ⅱ和美国卡维地洛研究中，在已使用 ACE 抑制剂、利尿剂的基础上，β-受体阻滞药可使患者死亡的危险性分别进一步降低 36％、34％和 64％。目前为止，已有 20 个以上随机对照试验，超过1万例心力衰竭患者应用 β 受体阻滞剂治疗。所有入选患者均是收缩功能障碍（LVEF＜45％），NYHA 心功能分级主要是Ⅱ、Ⅲ级。结果均显示，长期应用 β 受体阻滞剂治疗慢性心力衰竭，能改善临床情况、左室功能，降低病死率和住院率。这些试验都是在应用 ACE 抑制剂和利尿剂的基础上加用 β 受体阻滞剂。

与 ACE 抑制剂不同，能有效治疗慢性心力衰竭的 β-受体阻滞药只包括美托洛尔、比索洛尔和卡维地洛，同类的其他药物不具有类效应。目前有证据用于心力衰竭的 β 受体阻滞剂有：选择性 β 受体阻滞剂，如美托洛尔、比索洛尔，兼有 $\beta_1$、$\beta_2$ 和 $\alpha_1$ 受体阻滞作用的制剂，如卡维地洛、布新洛尔（bucindolol）。

NYHA 心功能Ⅳ级的心力衰竭患者，如病情已稳定，无液体潴留，体重稳定，且不需要静脉用药者，可考虑在严密监护下，由专科医师指导应用。虽然 β 受体阻滞剂能掩盖低血糖的症状，但有资料表明，糖尿病患者获益更多，所以心力衰竭伴糖尿病者仍可应用。β 受体阻滞剂禁忌证包括支气管痉挛性疾病、心动过缓（心率＜60 次/分）、二度及以上房室传导阻滞（除非已安装起搏器）。

临床应用时应当注意需从极低剂量开始。如美托洛尔缓释片12.5 mg 每天 1 次，比索洛尔 1.25 mg 每天 1 次，卡维地洛

3.125 mg每天2次。如患者能耐受前一剂量，可每隔1～2周将剂量加倍，如前一较低剂量出现不良反应，可延迟加量直至不良反应消失。如此谨慎用药，则β受体阻滞剂的早期不良反应一般均不需停药。临床试验证明β受体阻滞剂的耐受性为85%～90%。起始治疗前和治疗期间患者必须体重稳定，已无明显液体潴留，利尿剂已维持在最合适剂量，如患者有体液不足，易产生低血压；如有液体潴留，则有增加心力衰竭恶化的危险。如何确定β受体阻滞剂治疗心力衰竭的剂量，原则与ACE抑制剂相同，并不按患者的治疗反应来定，应增加到事先设定的靶剂量。如患者不能耐受靶剂量，亦可用较低剂量，即最大耐受量。临床试验表明，大剂量优于小剂量，但小剂量仍能降低病死率，因此如不能耐受大剂量，小剂量仍应维持应用。目标剂量如何确定，目前尚不明确。因此，治疗宜个体化，以达到最大耐受量，但清醒静息心率不宜小于55次/分。一旦达到目标剂量或最大耐受量后，一般长期维持并不困难。应避免突然撤药，以防引起病情显著恶化。如在β受体阻滞剂用药期间，心力衰竭有轻或中度加重，首先应调整利尿剂和ACE抑制剂用量，以达到临床稳定。如病情恶化需静脉用药时，可将β受体阻滞剂暂时减量或停用，病情稳定后再加量或继续应用。如需静脉应用正性肌力药时，磷酸二酯酶抑制剂较β受体激动剂更为合适，因后者的作用可被β受体阻滞剂所拮抗。

（三）醛固酮拮抗剂

进一步抑制心力衰竭患者肾素－血管紧张素系统作用的另一项措施就是阻断醛固酮的效应，例如应用醛固酮受体阻滞药螺内酯。已证实人体心肌有醛固酮受体。醛固酮除引起低镁、低钾外，可致自主神经功能失调，交感神经激活而副交感神经活性降低。更重要的是，醛固酮有独立于Ang Ⅱ和相加于Ang Ⅱ的对心脏结构和功能的不良作用。在大鼠实验研究表明，小剂量的螺内酯即能防止醛固酮引起的双室心肌纤维化。当仅有左室肥厚时，醛固酮可使左、右心室Ⅱ、Ⅲ型胶原mRNA表达增加，说明醛固酮对心肌纤维化的作用并非继发于心室负荷的增加。当心力衰竭时，心室醛固酮生成及活化增加，这与心力衰竭严重程度呈正比。因而，醛固酮促进心肌重塑，特别是心肌纤维化，从而促进心力衰竭的发展。

醛固酮有独立于 AngⅡ 和相加于 AngⅡ 的对心脏结构和功能的不良作用。醛固酮通过致血管内皮功能不全和氧化应激使心力衰竭恶化，特别是醛固酮可引起组织纤维化导致心脏重构。由于醛固酮生成增加和肝脏对其清除减少，心力衰竭患者的血醛固酮水平较正常人明显升高。ACE 抑制剂可在短时间内降低心力衰竭患者的血醛固酮水平，但长期应用仅降低 20% 左右（醛固酮逃逸现象）。因此，在 ACE 抑制剂基础上加用醛固酮拮抗剂螺内酯，有助于进一步抑制醛固酮的有害作用，可获更大益处。RALES 证实了上述设想，即两类药物联合应用一年可使 LVEF≤25% 的心力衰竭患者的总死亡率降低 27%，因心力衰竭住院率降低 36%。

心力衰竭患者短期应用 ACE 抑制剂时，降低血醛固酮水平的个体差异大，血醛固酮水平波动范围大。即使 ACE 抑制剂能降低静息醛固酮水平，亦不能防止运动后 AngⅡ 和醛固酮水平的升高。因此，如能在 ACE 抑制剂基础上加用醛固酮受体阻滞药，能进一步抑制醛固酮的有害作用，可望有更大的益处。因此建议对近期或目前为 NYHA 心功能Ⅲ-Ⅳ级心力衰竭患者，可考虑应用小剂量的螺内酯 20 mg/d。至于醛固酮拮抗剂在轻、中度心力衰竭的有效性和安全性则尚有待确定。

（四）血管紧张素Ⅱ受体阻滞剂（ARB）

理论上 ARB 对 AngⅡ 的阻断作用较 ACE 抑制剂更完全，不但能阻断经典途径产生的 AngⅡ，还能阻断源于非经典途径的 AngⅡ 所介导的不良生物学效应，且无 AngⅡ 的逃逸现象。应用 ARB 后血清 AngⅡ 水平上升与 AngⅡ2 受体结合加强，可能产生有利的效应。ARB 对缓激肽的代谢无影响，因此不能通过提高血清缓激肽浓度，来发挥可能对心力衰竭有利的作用，但也不会产生可能与之有关的咳嗽不良反应。

Val-HeFT 研究为缬沙坦与安慰剂对照的心力衰竭治疗研究，

结果表明缬沙坦组死亡率降低 13.3％（P＜0.009）ELITE-Ⅱ试验的结果却是中性的，但患者对 ARB 的耐受性优于 ACE 抑制剂。OPTIMAAL试验和 CHARM 研究得出类似的结果。

人们推测这两类药物的合用优于单一应用，已从 Val-HeFT 和 CHARM 两项试验中得到证实（分别使死亡的危险性较单用 ACE 抑制剂再降低 13％和 15％）。但结果未能得到 VALIANT 研究的支持。VALIANT 研究为迄今最大规模的 ARB 临床研究，将 14 000 多例患者随机分为缬沙坦组、卡托普利组、卡托普利和缬沙坦联合用药组，结果显示三组的终点事件率相当。该研究的非劣势比设计结果表明缬沙坦虽不优于卡托普利，但也不亚于后者，首次通过大规模循证医学研究，证实 ARB 与 ACE 抑制剂在心力衰竭治疗中具有同等地位。ARB 治疗心力衰竭与 ACE 抑制剂疗效近似，但不良反应少，患者的生活质量较高，是 ACE 抑制剂的最佳替代药物。而 VALIANT 研究将 ARB 的抗心力衰竭地位提高。

Val-HeFT 研究的亚组分析提示 ACE 抑制剂、ARB 和 β-受体阻滞药三类药物合用有增加死亡率的趋势，其原因可能为过度阻断神经激素的激活反而对心力衰竭预后不利。CHARM 附加试验表明和 VALIANT 研究的亚组分析结果均显示三者合用并没有增加死亡率。在 CHARM 中，所有患者已用 ACE 抑制剂以及 55％的患者也用 β-受体阻滞药的基础上，坎地沙坦酯平均治疗 41 个月，使患者发生死亡和因心力衰竭住院的危险性降低 15％，从而消除了人们对这三类药物合用的顾虑。

应用 ARB 治疗心力衰竭有效，但应当注意，其效应是否相当于或是优于 ACE 抑制剂尚未定论，当前仍不宜以 ARB 取代 ACE 抑制剂广泛用于心力衰竭治疗。未应用过 ACE 抑制剂和能耐受 ACE 抑制剂的心力衰竭患者，仍以 ACE 抑制剂为首选。ARB 可用于不能耐受 ACE 抑制剂不良反应的心力衰竭患者，如有咳嗽，血管性水肿时。ARB 和 ACE 抑制剂相同，亦能引起低血压，高血钾及肾功能恶化，应用时仍需小心。心力衰竭患者对 β 受体阻滞剂有禁忌证时，缬沙坦与 ACE 抑制剂可合用。

### 五、不同病因难治性心力衰竭的治疗

心力衰竭的病因不同，血液动力学也有差异，治疗上不能采用同一治疗原则，否则非但不能减轻心力衰竭的症状还可导致病情的加重甚至死亡，对于难治性心力衰竭更是如此。无论何种病因都最终导致心排血量下降而使心功能下降，所以治疗前首先分析影响心排血量的六大因素，即心肌收缩力、心率、心脏前负荷、心脏后负荷、心脏结构和心脏比邻的心外结构。在这些众多的因素中，应仔细分析哪些因素在引起患者心力衰竭中起主要作用，从而选用相应的措施。现对常见引起难治性心力衰竭的疾病作一阐述。

（一）冠心病

冠心病引起难治性心力衰竭的治疗除根据一般原则外，还要积极寻求血运重建术，改善患者的预后。冠心病人一旦有心功能不全临床表现时，即有强烈的血运重建术适应证。多项大规模临床试验结果表明，以下三种情况外科冠脉搭桥手术能改善生存率：左主干病变，狭窄≥50%；三支血管病变，LVEF≤45%；双支血管病变，前降支开口或近端受累，LVEF≤45%。其他临床情况血运重建术可能只能改善症状，但不能改善预后。心肌梗死后患者还需要了解存活心肌情况，对血运重建术的风险—获益进行综合评价。冠心病人即使发展到难治性心力衰竭，只要有足够的存活心肌，患者也能从血运重建术中获益。

经皮冠状动脉介入治疗（PCI）对冠心病引起难治性心力衰竭的疗效尚未确定。在普通支架时代，ART 研究显示，多支血管病变的患者 PCI 与冠脉搭桥手术相比疗效较差，复发胸痛和再次血运重建术显著增加，但死亡率和心肌梗死率没有明显差异。PCI 疗效较冠状动脉搭桥手术差的原因可能主要是再狭窄，其次是冠状动脉搭桥手术能达到较完全的血运重建，而 PCI 常常难以达到完全血运重建。药物洗脱支架对再狭窄的降低作用基本明确，可将再狭窄率降至 5% 左右，如果使用药物洗脱支架达到完全性血运重建，其疗效能否与搭桥手术相似？则有待将来的随机临床试验证实，非随机性的 ART Ⅱ 试验提示，药物洗脱支架的无事件生存率

与 ART 试验的搭桥手术组相当。在现阶段，应首选冠状动脉搭桥手术，如不可行，PCI 是可考虑的替代。无论选择冠状动脉搭桥手术或 PCI，均应尽量达到完全性血运重建，以达到心功能和预后最大程度的改善。

对于有室壁瘤形成，或合并有严重二尖瓣闭锁不全的难治性心力衰竭患者，如积极药物治疗效果不满意，则应考虑手术治疗，做室壁瘤切除、二尖瓣成形术或二尖瓣置换术。AMI 合并乳头肌功能不全或乳头肌断裂，所产生的重度二尖瓣闭锁不全常常难以用药物控制心力衰竭，也要考虑手术治疗。

在药物治疗方面，应使用 ACE 抑制剂、β 受体阻滞剂、醛固酮拮抗剂等改善预后的药物，并严密注意电解质情况。AMI 并发心力衰竭时，常无水钠潴留所致的前负荷过度，急性缺血的心肌对洋地黄既不敏感又易致毒性反应，因此宜选用扩血管治疗为主。

（二）瓣膜病

国际上对心脏瓣膜病心力衰竭治疗的一致意见是：所有症状性瓣膜性心脏病心力衰竭（NYHA Ⅱ级及以上），以及重度主动脉瓣病变伴有晕厥、心绞痛者，均必须进行介入治疗或手术置换瓣膜；严重主动脉瓣或二尖瓣狭窄或返流的患者，即使心功能已经严重受损也应当考虑瓣膜置换手术。心脏瓣膜病患者在难治性心力衰竭阶段的手术治疗围手术期死亡率高，术后心功能恢复不理想，因此最好不要等到难治性心力衰竭时才考虑手术治疗。

对于已失去手术机会的患者往往为晚期临终前状态，治疗十分困难。因高度浮肿，心源性肝硬化造成顽固性低蛋白血症，又因胃肠道淤血及摄入不足往往存在严重的低钠血症，以上两种因素使血浆渗透压降低，造成循环血容量不足，进一步加重少尿与全身水肿，尽管使用大剂量的速尿也难以达到利尿效果，此外患者对洋地黄制剂的有效剂量与中毒剂量十分接近，难以通过调整洋地黄的剂量达到治疗效果。

瓣膜病引起难治性心力衰竭治疗应注意，了解是否存在风湿活动，如存在要进行抗风湿治疗。磷酸二酯酶抑制剂、硝酸酯类慎用，硝普钠、乌拉地尔禁用于严重瓣膜狭窄的患者，因以上药物可导致体肺循环淤血的进一步加重及心排量的进一步降低。神经内分泌拮抗剂如 ACE 抑制剂、β 受体阻滞剂、醛固酮拮抗剂，治疗慢性心力衰竭的临床研究，均未将瓣膜性心脏病心力衰竭患者入选在内，因此，没有证据表明，上述治疗可以改变瓣膜性心脏病心力衰竭患者的自然病史或提高存活率，更不能用来替代已有肯定疗效的介入或手术治疗。血管扩张剂主要用于主动脉瓣关闭不全的患者，减轻后负荷增加心排血量而减少返流。用于有症状的重度心力衰竭因其他疾患而无法手术者和重度心力衰竭换瓣术前短期治疗。无症状的主动脉瓣反流患者已有左室扩大，收缩功能正常，可长期应用，延长代偿期。也用于已经手术置换瓣但持续收缩功能异常。负性肌力药 β 受体阻滞剂慎用于主动脉瓣狭窄患者，β 受体阻滞剂仅适用于房颤并有快速室率或有窦性心动过速时。二尖瓣狭窄伴房颤的患者发生卒中的危险性高，应当使用抗凝药物。

（三）心肌炎

心肌炎引起难治性心力衰竭时，治疗应注意：患者应卧床休息至少 2～4 周，以减轻心脏负担，加强营养和支持疗法。应选择改善预后的药物如 ACE 抑制剂、醛固酮拮抗剂，β 受体阻滞剂从小剂量开始，如能耐受逐渐加量。病毒性心肌炎一般慎用激素治疗，但对于重症病毒性心肌炎，伴顽固性心力衰竭时，应用激素可以抑制抗原抗体作用，减少变态反应，有利于心肌炎症、水肿消退。激素虽有可能使病程迁延，却能使患者度过危险，起到挽救生命的作用。应用激素的原则为大剂量短期应用，一旦病情好转即减量。重症病毒性心肌炎常合并严重的心律失常，应根据各种不同类型的心律失常进行治疗。

（四）心外因素所致难治性心力衰竭的治疗

一些心外因素，包括其他系统或器官的病变，也可使心力衰竭加重或持续。如慢性支气管和肺部炎症、肾功能不全（特别是糖尿病肾病出现肾功衰竭并高度浮肿时）泌尿系感染、肝硬化、甲状腺功能亢进或减低、贫血、脑卒中、低蛋白血症、肥胖、摄盐过多以及多次反复发生的肺动脉血栓性心力衰竭也是导致心力衰竭持续与难治的重要原因。

### 六、诱因及合并症的处理

（一）合并心源性休克

心源性休克系指由于心脏泵功能损害而直接导致的休克综合征，是左室泵衰竭最严重的临床表现。其病因以急性心肌梗死（AMI）最多见，心肌炎、心肌病、心包填塞、严重心律失常或慢性心力衰竭终末期等均可导致心源性休克。AMI 合并心源性休克的患者中 80% 有广泛心肌损害，通常梗死面积超过 40%，其余患者可能有机械性缺损，如室间隔缺损、乳头肌断裂或严重的右室心肌梗死。70 年代国外文献报道 AMI 患者中，心源性休克发生率可达 20%，其死亡率为 90%。

1. 心源性休克的诊断流程

心源性休克的诊断和治疗流程见图 8-1。在诊断左室功能损害引起心源性休克时，必须排除二尖瓣返流和其他机械性并发症，如室间隔穿孔、室壁瘤和假性室壁瘤。AMI 患者发生循环衰竭时，应首先注意排除机械性并发症并进行紧急的血流动力学监测、冠状动脉造影、超声心动图检查。

2. 心肌梗死合并心源性休克的治疗

AMI 合并心源性休克常用的治疗方法是血管活性药、主动脉内气囊反搏术、溶栓、经皮冠状动脉成形术（PCI）和冠状动脉旁路搭桥术（CABG）。前两种方法是暂时性应急措施，后三种方法可减少患者的死亡率。重症心源性休克患者接受外科手术时，需要体外机械循环辅助，作为保守治疗与心脏移植之间的桥梁，亦可改善少数患者顿抑心肌的血流动力学。

（1）血管活性药物在心源性休克治疗中的应用：在心源性休克的治疗中虽然多巴胺和多巴酚丁胺通常能够改善患者的血流动力学，但均可增加心肌耗氧，加重心肌缺血，不能显著提高患者的住院生存率。同样，血管扩张剂能增加心输出量并降低左室充盈压。然而，由于冠状动脉充盈压已经显著降低，血管扩张剂会导致心肌灌注进一步恶化，形成恶性循环。因此治疗的关键是合理使用血管活性药物，根据肺毛细血管楔压、中心静脉压和动脉压，调整补液量、硝普钠和多巴胺剂量，以保证最低心脏耗氧量及理想的冠状动脉血流灌注。血管扩张剂与主动脉内气囊反搏术和正性肌力药联合应用，能够增加心输出量，维持或增加冠状动脉灌注压。

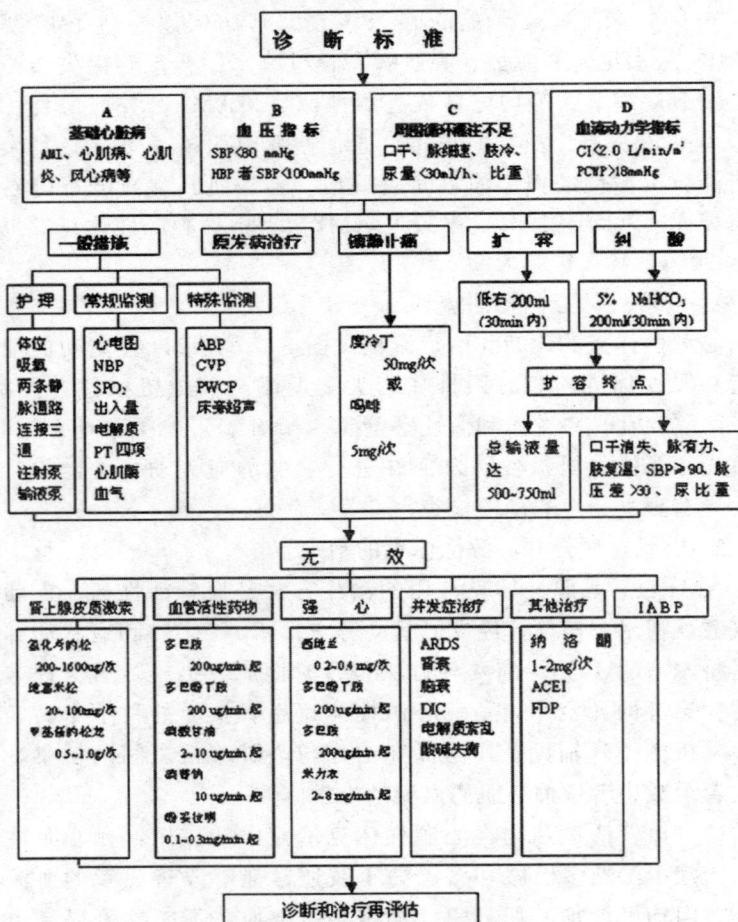

图 8-1　基本诊断与治疗流程图

（2）血管重建术在心源性休克治疗中的地位：AMI 引起的心源性休克最有效的治疗措施是早期治疗，即早期溶栓、急诊 PCI 和 CABG，可逆转心源性休克。早期行 PTCA 或 CABG，可使心源性休克死亡率下降 35％。PCI 是抢救成功的基础，其机制是使阻塞或狭窄的血管再通，从而保证了尚未梗死但失去收缩功能的缺血顿抑的心肌的存活及收缩功能的恢复。目前把 AMI 合并心源性休克的血运重建术的时间窗拓宽到心梗发病后 36 小时内，休克发生 18 小时内。SHOCK 试验表明：血管成型术对于年龄小于 75 岁的患者更为有效，原因是高龄患者心肌梗死发生前约 30％的心肌已有损伤及纤维化，心肌梗死发生时心肌耐受缺血的能力进一步减低，而可救治的心肌减少。因此临床应根据患者具体情况和一般状况，如年龄、精神状态、伴发疾病等，决定是否接受有创性积极治疗。准备作冠状动脉血运重建术的患者应迅速接受主动脉内气囊反搏术和冠状动脉造影。根据冠状动脉解剖情况，再决定患者适合作 PCI 亦或 CABG。目前国外报道紧急心脏移植已成功应用于治疗 AMI 合并心源性休克的患者。

（3）主动脉内球囊反搏术：AMI 并发机械性缺损或严重左心功能不全引起心源性休克，经内科治疗无效时，才使用主动脉内气囊反搏术。应用气囊反搏后血流动力学变化通常使心输出量增加 10％～20％，收缩压降低，舒张压增加，平均动脉压几乎无影响，尿量增加，心率减慢。左室后负荷降低使心肌耗氧量减少，结果无氧代谢减少和心肌缺血减轻，是心源性休克目前最有效的支持性治疗措施之一。

（4）床旁血流动力学监测：分析血流动力学监测所获得的数据，可以辨别心源性休克是否合并绝对循环血容量不足。根据血流动力学的结果，决定是否补液以及补液量。若肺毛细血管楔压（PCWP）≤1.9 kPa（14 mmHg），在 30 分钟内给予补液 250 mL，如果血压回升，尿量增加，肺内无湿啰音或湿啰音无增加，测 PCWP 仍<1.9 kPa，心脏指数（CI）<2.2 L/（min·m²），可在 1 小时内继续补液 250～500 mL，直至低血压纠正，PCWP 升至

2.0～2.4 kPa（15～18 mmHg）为止。如果粗测 PCWP 在 2.0～2.4 kPa 水平，可于 15 分钟内输液 100 mL，监测 PCWP、CI、血压和肺内湿啰音变化。在 PCWP≥2.4 kPa 时，应停止扩容治疗，必要时加用利尿剂或（和）血管活性药物，在治疗过程中要密切观察 PCWP 变化，至少每 15～20 分钟测 1 次，并据此调整血管活性药物的应用。在没有血流动力学监测条件的医院，用药过程要床旁监测血压，使收缩压大于 12.0 kPa，舒张压大于 8.0 kPa。此外，根据中心静脉压指标决定补液量十分重要，还应重视血气分析的监测，其可为指导氧疗及纠正酸碱平衡失调提供依据。但也有临床试验指出，血流动力学监测并不一定提高患者的生存率。

（5）辅助装置应用：左室辅助装置（LVAD）、经皮体外生命支持（ECLS）、成人体外氧化膜（ECMO）、经皮心房－股动脉分流辅助器辅助装置。

（二）伴顽固性水肿的治疗

水肿是有效循环血容量与细胞外液关系失调所致，有效循环动脉血量依赖于全身钠储备，难治性心力衰竭患者常伴有顽固性全身水肿，其原因与多种因素有关。首先是肾素－血管紧张素系统、交感神经系统、抗利尿剂激素、内皮素及血栓素 A2 激活。此外肾血流量减少，肾小球滤过率降低，通过肾血流再分布反射性抑制利钠激素对近曲小管的作用，使钠的重吸收增高；继发性醛固酮亢进，引起远曲小管和集合管对钠和水的重吸收增加，均为导致水钠潴留主要因素；也有些患者因长期严格限盐，却未限水引起稀释性低钠血症；右心衰竭严重状态下，存在体循环淤血，静脉压明显增高，胃肠道淤血水肿出现恶心呕吐，引起电解质紊乱，低钾、低钠、低氯性碱中毒；心源性肝硬化，门脉压增高；进一步加重全身水肿，造成利尿剂应用的失效使顽固性水肿进一步加重。

1. 限制水、钠摄入

这是治疗的关键性一环，只有限制水、钠摄入，才可能缓解水肿和心力衰竭的症状。水潴留继发于钠潴留，每克钠可潴留水

200 mL，左室收缩和舒张末容积也随着钠盐摄入量增加而升高，而射血分数、每搏输出量和血清心钠肽并不随着盐负荷增加而增加。如果钠盐摄入过多同时使用利尿剂，那么肾素—血管紧张素系统会强烈激活，刺激口渴中枢，继发醛固酮亢进，进一步加重水钠潴留，并促进钾和镁的排出。此外，如不严格限盐，利尿剂的效果也会逐渐下降。严格限制盐和水的摄入量对于改善患者的症状、减轻水肿是十分重要的。对于难治性心力衰竭症状严重者临床应当严格限制钠盐并将钠盐限制在 2 g/d 以内，如果血清钠正常，水肿仍难以消退者可以短期进一步限制钠 1 g/d，水的摄入量应控制在 1 200 mL/d（包括每天静脉输入的液体量及喝的水和食物中包含的水分）。

2. 利尿剂的应用

顽固性心力衰竭伴水肿时治疗困难，长期应用袢利尿剂速尿会造成"利尿剂抵抗"。其机制与 Henle 氏袢远端对钠盐的重吸收增加有关，长期应用速尿会导致远曲小管细胞肥大，以适应钠盐吸收的增加；在心脏或肾脏功能未突然降低的情况下，如果能排除患者药物疗法或饮食及盐限制的不顺从性，那么利尿剂抵抗的常见原因可能是同时合用其他药物所致，非甾体抗炎药物包括阿司匹林，都能降低利尿效果；随着血管扩张剂的剂量增加，不论有无因同时利尿治疗所致的血管内容量的显著降低，是利尿剂抵抗的最为常见的原因。临床上常常很难将过度利尿致血管扩张后发生的血管内容量降低与因原发性心脏衰竭所致的心排血量降低相区别，为了做出这种区别，可能需要肺动脉和静脉或左房的压力监测。对利尿剂反应下降，常常见于老年人，病情重的患者，可能与年龄相关的肾脏损害合并用药对肾功能的影响有关。发生利尿剂耐药时，宜采取的治疗措施包括：较大剂量速尿持续输注（如速尿 40～60 mg 静脉推注后，5～10 mg/h 静脉泵入维持，最大日剂量为 1 g）。联合应用小剂量多巴胺或多巴酚丁胺、氨茶碱，可增加肾脏血流，低蛋白血症时给予输注清蛋白均可提高利尿的效果。

3. 超滤法治疗顽固性心源性水肿

超滤用于治疗严重顽固性心力衰竭已有多年的历史。血液滤过可以去除体内过多的液体，使患者恢复对利尿剂的敏感性，从而显著改善患者的临床状况。超滤是血液滤过的一种，通过半透膜滤过患者体内过多的水分。与血液透析不同的是，超滤是将血浆中的水和小分子溶质在过滤器中通过半透膜过滤出来，其依赖对流的作用去除多余的液体和溶质，通过溶剂的拖拽作用，溶解在液体中的溶质随着体液一起清除；而血液透析技术依赖于扩散原理，溶质的去除取决于浓度梯度。所有这些技术都需要一个高通透性的膜，允许没有和蛋白结合的小分子（相对分子质量<500 D）顺利通过滤过膜。

超滤是充血性心力衰竭患者有效的辅助治疗措施，除了降低血容量之外，还可以阻断神经激素调节和血液动力学之间的恶性循环。尽管缺乏对死亡率影响的研究报告，然而临床经验一致认为该项治疗是安全有效的。即使单次超滤治疗，都可以打断恶性循环，使患者在超滤后的数天甚至数月内症状改善。

（三）合并肺部感染

1. 心力衰竭与肺部感染的关系

难治性心力衰竭患者，由于病情的需要卧床时间长，加之肺淤血，很容易引起肺部感染。心力衰竭在老年人群中发病率高，老年人呼吸道黏膜萎缩，分泌功能减退，纤毛运动不规则，咳嗽反射减弱，不能及时排出痰液，再则老年患者经常存在多器官疾病，全身免疫功能降低，易发生支气管、肺部感染，呼吸功能衰竭等。肺部感染反过来会加重心力衰竭的症状，是心力衰竭急性加重的诱因。因此，应积极预防肺部感染。

2. 心力衰竭患者肺部感染病原的特点

根据感染途径，可将肺炎分为社区获得性肺炎与医院获得性肺炎两种。两种肺炎的常见致病原不同：社区获得性肺炎常见的致病原为肺炎链球菌、流感嗜血杆菌、肺炎支原体、肺炎衣原体、军团菌等。且随患者年龄不同，致病菌的组成比例有变化，其中老年人最常见的是链球菌，年轻人最常见的是支原体。医院获得性肺炎的常见致病菌是绿脓杆菌、大肠杆菌、肠杆菌、金葡菌及口腔厌氧菌。

3. 心力衰竭合并肺部感染的抗生素治疗

尽快确定感染源，明确感染的致病菌，防止滥用抗生素。因为控制感染是控制心力衰竭的前提，在心力衰竭合并肺部感染时应使用有效的抗生素。对社区获得性肺炎患者，在未查明病原菌的同时，先给予经验治疗。一般的住院患者选用 β 内酰胺类加大环内酯类抗生素或氟喹诺酮类抗生素。对于医院获得性肺炎患者，充分的抗生素治疗更为重要。由于致病菌难以明确，经验治疗，选择能覆盖多种菌株，特别是耐药菌株。明确致病菌后，选用致病菌敏感的抗生素。对于真菌感染，氟康唑（fluconazole）毒性低，抗菌谱广，疗效高，已广泛应用于临床。治疗时程应根据心力衰竭症状的控制情况决定，一般需要一周左右。医院获得性肺炎静脉用药 2～3 周。

在治疗心力衰竭合并呼吸道感染时存在控制入量与补液间的矛盾，治疗过程中应注意出入量的平衡，量出为入，确保痰液容易咳出。抗生素应用过程中应观察疗效，及时调整用药。抗生素治疗24 小时后，一般能使病情得到一定程度的改善，但 24～48 小时疗效不显著时，不一定表示失败，一旦超过 3～5 天无效则应及时调整用药。治疗失败常见原因有：选用的抗生素不适当；剂量和间隔时间不适当；与其他药物之间相互拮抗而降低疗效；耐药细菌重复感染或继发菌的感染；脓肿形成，引流不畅；肠道吸收不良；伴有其他疾病原因等。

（四）合并肾功能不全

1. 肾功能不全与心力衰竭的关系

心力衰竭时肾脏是许多神经－体液和血液动力学变化作用的靶器官。肾脏可被看作是循环系统的一个组成部分。在这个完整的系统里，心血管功能调节和肾脏功能调节密切相关，肾功能不全和衰竭会影响心血管功能，常可导致心力衰竭，后者又进一步损害肾功能。

2. 心力衰竭合并肾衰竭的类型

肾衰竭的临床类型分急性和慢性两种，后者又常因心力衰竭而急性加重。心力衰竭状态下，最常合并的急性肾功能不全是肾前性氮质血症。肾灌注的减少与肾小球滤过率降低反射性激活肾素－血管紧张素－醛固酮系统，肾小球囊内压的自我调节及肾小管对水钠排泄的减少，导致心力衰竭恶化。如心力衰竭不能改善，会导致更多的肾单位受损及最终发生急性肾小管坏死。慢性肾功能不全最常见的原因为糖尿病、高血压、肾小球肾炎和多囊肾等疾病，透析治疗患者致病及致死原因中，心血管疾病占所有原因的 50%。心血管疾病的常见危险因素如高血压、糖尿病、吸烟、血脂异常及动脉粥样硬化也是肾功能恶化的危险因子，除上述常见的危险因素外，肾衰竭本身亦可加速心血管疾病的发展，并使心力衰竭预后恶化。

3. 心力衰竭合并肾功不全的治疗

改善伴有慢性肾功能不全心力衰竭患者的预后，应致力于可治疗的因素。良好的血压控制可延缓糖尿病及非糖尿病肾病的进程。首选药物为 ACE 抑制剂，可改善心力衰竭的预后，同时可减少糖尿病患者的蛋白尿。已发生肾功能不全者，控制血压在 16.7/10.0 kPa（125/75 mmHg）以下。对于糖尿病患者，应更严格地控制血压 [<18.0/11.3 kPa（135/85 mmHg）]，同时严格控制血糖（HbAlc<7.0%），以减轻对肾功能及心功能的损害。限制蛋白（<0.6 g/kg/d）及限盐饮食。其他药物包括红细胞生成素与磷结合剂、叶酸、维生素 $B_6$ 与 $B_{12}$ 的应用。

4. 肾功能恶化时应用心力衰竭药物的注意事项

ACE 抑制剂具有逆转左室肥厚、改善左室功能、延缓肾功能恶化及减少糖尿病患者蛋白尿的作用，但应用时会引起一些临床问题：导致肾小球滤过率急性下降合并血肌酐上升。重度心力衰竭患者应用后约 15%～30% 出现血肌酐显著升高（>0.5 mg/dL），这是由于肾脏血流动力学的可逆性变化所致，并非由于肾脏的损害引起。一般的原则是当血肌酐水平达到或者超过 3.0 mg/dL 时，必须进行认真的定期监测。肾功能不全时使用安体舒通可引起危及生命的高钾血症，尤其在糖尿病患者对肾素－血管紧张素－醛固酮系统的反应缺乏敏感性，这种缺陷再加上胰岛素缺乏，使患者容易发生致命的高血钾症，血清肌酐大于 221 $\mu$mol/L（2.5 mg/dL）时禁止使用。地高辛排泄受肾功能影响，应用时应当根据血清肌酐清除率调整地高辛用量并监测其血药浓度、血钾浓度并观察中毒症状。$\beta$ 受体阻滞剂在肾功能不全时较少引起问题，但应用时也应严密监测，伴有水肿，心功能Ⅳ级患者避免使用。

（五）合并电解质紊乱时的治疗

心力衰竭患者常伴有各种电解质紊乱，后者既影响患者的治疗，又可促使病情恶化和产生各种合并症而死亡。心力衰竭时诱发电解质改变的可能因素有：全身血流动力学、肾功能及体内内分泌的改变；交感神经张力增高与 RAS 活性增高的代偿机制对电解质的影响；心力衰竭使 $Na^+$-$K^+$-ATP 酶受抑制，使离子交换发生异常改变。同时，心力衰竭的药物治疗也可影响电解质。

1. 低钠血症

是指血清钠浓度＜135 mmol/L，不一定表示体内总钠量肯定减少。低钠血症往往是心力衰竭进展的标志之一，应该予以高度重视。引起低钠血症的原因包括利尿剂引起的肾稀释功能不足、心排出量减少引起的不恰当的血管加压素水平及脑内 Ang Ⅱ 水平增高导致过度口渴。常见的症状轻度缺钠的患者可有恶心、呕吐、疲乏、无力、头晕、头疼、嗜睡、反应迟钝等症状，严重者可出现抽搐、休克、昏迷，呼吸停止甚至死亡。

低钠血症的处理首先要区别患者是真性低钠血症还是稀释性低钠血症，因为两者的治疗方案是截然不同的。尽管患者都伴有高度的水肿，但临床观察真性缺钠患者血清钠水平很低，患者常有恶心、嗜睡等症状。而稀释性低钠血症患者血清钠水平只是轻度的下降，缺钠的相关症状不明显。稀释性低钠血症患者对利尿剂的反应很差，血浆渗透压低。真性低钠血症利尿剂的效果很差。应当采用联合应用大剂量袢利尿剂和输注小剂量高渗盐水的治疗方法。补钠的量可以参照补钠公式计算：补钠量（g）＝（142 mmol/L－实测血清钠）×0.55×体重（kg）/17。根据临床情况，一般第一天输入补充钠盐量的1/4～1/3，根据患者的耐受程度及血清钠的水平决定下次补盐量。具体方案1.4%～3.0%的高渗盐水 150 mL，30 分钟内快速输入。入液量为1 000 mL，每天测定患者的体重、24 小时尿量、血电解质和尿的实验室指标，直到利尿剂改为口服速尿 250～500 mg/d。

2. 血钾异常

心脏衰竭时，排钾利尿剂所致的低钾血症，保钾利尿剂或应用肾素－血管紧张素系统拮抗剂时补钾所致的高钾血症，均能增加病残率和病死率。心力衰竭患者血钾异常时，有发生恶性心律失常及猝死的危险。

（1）低钾血症：心力衰竭患者低钾的原因包括胃肠淤血，吸收差；排钾利尿剂的应用；肾小管性酸中毒。低钾血症的症状轻度乏力至严重的麻痹性肠梗阻、肌肉麻痹、心电图改变（T 波低平、U 波出现）、室性心律失常，并增加地高辛的致心律失常作用。低钾血症的治疗停用排钾利尿剂及洋地黄制剂；补充钾剂，通常应用氯化钾，口服与静脉应用均可有效吸收。严重低钾者可静脉补钾，静脉滴注浓度不宜超过 40 mmol/L，速度最大为 20 mmol/h（1.5 g/h），每日补钾总量不超过 200 mmol。禁用氯化钾直接静脉推注。

（2）高钾血症：心力衰竭患者高钾的原因急慢性肾功能不全，尿量少；保钾利尿剂及 ACE 抑制剂的应用；摄入含钾高的食物或含钾药物；静脉滴注钾盐过快。高钾血症的症状乏力及心律失常。高钾血症会引起致死性心律失常，出现以下 ECG 改变：T 波高尖；PR 间期延长；QPS 波增宽，均应急诊处理。高钾血症的治疗停用保钾利尿剂，纠正酸中毒；静脉注射葡萄糖酸钙剂对抗高钾对心肌传导的作用，这种作用是快速而短暂的，如 ECG 改变持续存在，5 分钟后再次应用以增加钾向细胞内的转移，胰岛素 10 U加入 50%葡萄糖50 mL静点可在 10～20 分钟内降低血钾，此作用可持续 4～6 小时；应用袢利尿剂以增加肾排出；肾功能不全的严重高血钾（＞7 mmol/L）患者应当立即给予透析治疗。

3. 低镁血症

低镁血症的原因为摄入少，吸收少；利尿剂（噻嗪类与袢利尿剂）导致肾排泄增加。常与低血钾症并存。低镁血症的症状恶心，呕吐，乏力，头晕，震颤，痉挛，麻痹，严重低镁可导致房性或室性心律失常。当心力衰竭患者的血清镁值在正常低限时，就要开始补镁疗法。有症状的低镁血症：口服硫酸镁 2～4 mmol/kg 体重，每 8～24 小时一次。补镁的过程中应注意不要太快，如过快会超过肾阈值，导致镁从尿液排出。无症状者亦应口服补充。

（六）合并心律失常

难治性心力衰竭出现心律失常时应注意寻找和纠正可逆性因素，治疗主要集中在处理伴有血液动力学紊乱的心律失常，因为它是直接危及患者的生命，也是难治性心力衰竭不易控制的主要原因。严重心律失常主要表现为室性心动过速及室颤、频发多源性室性早搏、室上性心动过速和快速房颤。

1. 室上性心动过速、快速房颤伴血液动力学障碍的治疗

快速房颤及室上性心动过速伴有血液动力学障碍（如低血压）和意识障碍等，应立即给予同步直流电转复。首次电击能量一般是 100～200 J，如果复律未成功，每次增加电能 50～100 J，再次电击 1～2 次，如果 300 J 仍未成功则放弃电复律。

2. 室速、室颤伴血液动力学障碍的治疗

必须立即进行电击中止室速和室颤的发生，室速采用同步直流电复律。室颤采用非同步电除颤。如出现电击抵抗，现多主张推注胺碘酮 150～300 mg 后，再电击 360 J。血液动力学稳定的室速，也可用药物中止，药物治疗宜选用胺碘酮。胺碘酮是目前已知心力衰竭时抗心律失常药物治疗中唯一不增加死亡率的药物。

一旦室速中止，就应采取措施防止复发。其远期治疗包括药物预防、消融和植入埋藏式自动心脏复律除颤器（ICD）。药物预防一般选择胺碘酮。室速采用消融根治者需符合以下特征：室速易被程序刺激

或促发刺激诱发；室速表现为单形性；血液动力学稳定；病因上符合特发性室速。对于器质性心脏病室速，多形性室速，用常规方法不易标测的室速，消融不易成功（详见本书第十四章有关内容）。

ICD 是远期预防危及生命的室速或室颤的有效措施，凡有过室速或室颤发作，在今后 2 年内复发率可达 30%～50%，宜植入 ICD。ICD 能有效中止室速或室颤发作（占 98%），其较远期药物治疗更有效。

难治性心力衰竭并发 AMI 的致死性心律失常或难治性心力衰竭伴有症状的频发室性早搏，需要药物干预，可选择胺碘酮治疗，胺碘酮：静脉注射负荷量 150 mg（3～5 mg/kg），10 min 内注入，10～15 min 后可重复使用，随后 1～1.5 mg/min 静脉滴注或泵入 6 h，以后根据病情逐渐减量至 0.5 mg/min，24 h 总量一般不超过 1.2 g，最大可达 2.2 g。主要不良反应为低血压（往往与注射过快有关）和心动过缓，尤其对于心功能明显障碍或心脏明显扩大者，更要注意注射速度，监测血压。服药期间 QT 间期均有不同程度的延长，一般不是停药的指征。对老年人或窦房结功能低下者，胺碘酮进一步抑制窦房结，窦性心率<50 次/分者，宜减量或暂停用药。

3. 持续性房颤的治疗

心房颤动的治疗主要包括心律失常本身的治疗和预防血栓栓塞两大方面。在难治性慢性心力衰竭患者中房颤的发生率随年龄的增长而明显增加。难治性心力衰竭持续性房颤应以积极治疗心力衰竭，控制心室率和预防血栓栓塞为主。

控制心室率首选药物治疗，地高辛仍是一线药，平均剂量 0.125～0.25 mg/d。防血栓栓塞，大规模的临床试验证明：对于非瓣膜性房颤患者预防血栓栓塞，华法林和阿司匹林均有效。相比较而言，华法林更有效，但出血的发生率较高。与阿司匹林比较，在心房纤颤高危患者（卒中的年发生率>6%）应用华法林优于低危的患者。（根据受益率与危险度比较）使用华法林，并调整剂量使国际标准化比值（INR）在 2.0～3.0，对于高危患者最为有利。给予华法林治疗的患者缺血性脑卒中发生危险性下降 80%。华法林组和对照组大出血和颅内出血的发生率几乎没有差别，但华法林组的少量出血发生率每年约 3%，比对照组增高。

（七）合并贫血

观察性研究表明，血红蛋白或红细胞压积降低与心力衰竭患者预后不良有关。血红蛋白每降低 1 g/dL，患者在 60 天内的再次入院或死亡危险性升高 12%。肾功能不全是心力衰竭患者预后不良的强预测因素，而发生贫血的心力衰竭患者则更可能患有肾功能不全。心力衰竭越严重，血容量越大，则又导致血液稀释而发生的贫血越多。

但是，目前的资料尚无法判定贫血与心力衰竭患者的预后之间是否有必然的联系，贫血也可能仅是心力衰竭加重或发生并发症的一个标志。有研究表明，及时纠正了过度的容量负荷，血红蛋白还是心力衰竭预后不良的预测因素。因此，贫血也可能直接参与了心力衰竭发病的病理生理过程。

贫血的基本治疗措施包括输注红细胞及应用重组人促红细胞生成素。但是，在心血管疾病中，输血治疗的疗效存在着争议，目前输血不作为心力衰竭患者贫血的常规治疗。重组人促红细胞生成素可能改善心力衰竭患者的心功能，降低住院危险，提高 NYHA 心功能Ⅲ、Ⅳ级患者的最大摄氧量。采用重组人促红细胞生成素治疗，使血红蛋白或红细胞压积升高，但有升高血压的作用，应予注意。

目前由于证据不足，尚无有关对心力衰竭患者贫血积极治疗的推荐意见。基于治疗贫血的潜在危险，在得到更多的能够证明治疗益处的确切研究结果之前，纠正贫血仍需要谨慎。此外，关于理想的血红蛋白或红细胞压积目标值等重要问题仍有待于进一步研究，最终的治疗应取决于患者接受治疗风险与获益之间的平衡。

**七、器械辅助循环装置**

循环辅助装置是指应用各种机械性装置能较长期地辅助濒于衰竭的心脏，使之维持全身循环和有可能恢复已受损害的心脏功能。辅助循环经过 30 多年的发展及临床应用经验的积累，治疗效果有了明显的提高，应用范围也有了很大的拓宽，越来越受到了人们的关注和重视。心脏移植及心肺联合移植目前在世界范围内迅速发展，然而，供心不足是心脏移植广泛开展的最大障碍。据统计，超过 50％的终末期心力衰竭患者因等不及有合适的供心而死亡。使用心脏辅助提供暂时心室循环辅助，可为准备心脏移植的患者摆脱心力衰竭，从而获得充分时间争取到合宜的供心，起到等待心脏移植手术的桥梁作用。需要注意的是循环辅助装置暂时目前只是一种暂时循环支持，等待可逆因素起作用或接受手术治疗，如心脏移植手术，当延长生命不能改善生命质量以及存在不可逆或不可替换的脏器功能衰竭时，循环辅助装置就失去了意义。

（一）主动脉内球囊反搏（IABP）

IABP 是一种按反搏动原理设计的对衰竭的左室提供辅助的机械装置，当舒张期开始、主动脉瓣关闭后，球囊迅速充气，使得大部分血液流向冠脉、大脑和肾脏，冠状动脉灌注明显增强。当心室收缩即将开始，主动脉瓣即将开放时球囊迅速放气，使得主动脉内压力降低，外周阻力降低，主动脉瓣打开的阻力降低，增加心脏的排空，减少了后负荷。

1. IABP 在 RHF 的适应证

用于难治性心力衰竭术前、术中或术后高危患者，包括术前预防性应用于心功能 Ⅳ 级的瓣膜手术、LVEF＜0.3 或左主干阻塞＞70％的 CABG 术；因泵衰竭而不能脱离体外循环、术中 AMI 或严重心肌缺血者；心脏移植患者的术前维持及术后辅助；和人工心脏过渡阶段的辅助治疗等。IABP 治疗临床适用于左室氧的供需失衡时，包括 AMI 合并心源性休克，AMI 合并顽固性心绞痛 24 小时症状不缓解，梗塞范围可能继续扩展；AMI 后急性器质性并发症：室间隔穿孔、乳头肌或腱索断裂、室壁瘤；顽固性心律失常药物治疗无效的心力衰竭者；严重左心功能不全 ［LVDP＞2.7 kPa（20 mmHg）］，弥漫性冠状动脉病变不能行 CABG 术的左心力衰竭患者；需紧急行冠状动脉造影或介入治疗的高危冠心病患者。

2. IABP 的禁忌证

IABP 治疗的安全条件为主动脉瓣和主动脉壁正常。绝对禁忌证包括：主动脉瓣病变：严重主动脉瓣关闭不全，主动脉窦瘤破裂；主动脉壁病变：主动脉瘤（气囊充气可致夹层形成或动脉破裂）。相对禁忌证有脑出血（增加出血可能），严重的出血倾向；周围动脉疾病（增加肢体缺血的可能）；心脏畸形纠正不满意者；无手术指征的晚期心脏病和恶性肿瘤，晚期重要脏器疾病。

3. IABP 的使用指征

IABP 的使用指征为：心脏指数（CI）＜2.0 L/min·m²；动脉压＜12 kPa（90 mmHg），左心房压＞2.7 kPa（20 mmHg），外周血管阻力＞1 800 达因·秒·厘米－5；尿量＜20 mL/h；联用二种以上升压药、剂量较大时［多巴胺＞15 mg/（kg·min）］；严重的心律失常影响心排量；AMI 或心内膜下心肌缺血致血液动力学不稳定时；心脏收缩无力，不能脱离体外循环［复跳后 1 小时内不能停机，平均动脉压＜8 kPa（60 mmHg）］。

4. IABP 的停用指征

IABP 的停用指征为①心脏指数（CI）＞2.5 L/（min·m²）；②多巴胺用量≤5 μg/（kg·min）；③血压（AP）＞12 kPa（90 mmHg），LAP、RAP 降回正常范围；④尿酸＞1 mL/（kg·hr）；⑤手足暖，末梢循环好；⑥减慢反搏效率时生命指征稳定。

5. 常见并发症

包括插管侧下肢缺血、导管插入处血肿、血管分支损伤、出血、感染。插管侧下肢缺血常由于动脉硬化、动脉痉挛、血栓脱落栓塞下肢动脉、导管太粗所致。表现为缺血肢体苍白、变凉、肿胀，足背动脉搏动减弱或消失。预防及处理措施包括：选择适当导管；维持恰当抗凝；不能让导管静止停留于体内，以免气囊表面血栓形成；反搏过程监测下肢颜色、温度及足背动脉搏动，有异常情况及时处理。导管插入处血肿多由于抗凝不适当引起。预防及处理措施有：缝合人造血管时细心操作，插入导管勿伤及分支，有渗血可适当局部压迫。由于导管刺激血管引起渗透度增加，引起组织水肿，表现为插管侧下肢小腿及大腿肌肉结实感，少见凹陷性浮肿。此时应适当抬高患肢。由于抗凝过量或导管穿破股动脉时，可表现为伤口渗血多，穿破股动脉时可有腹腔大出血甚至出血性休克。预防及处理方法包括适当调整抗凝药物剂量；插入导管时动作要轻柔。感染少见，常为手术操作或用品消毒不彻底或污染所致。可表现为穿刺部位或周围红肿、化脓并高热，血象升高血培养阳性等。注意严格的消毒制度，必要时使用抗生素可预防感染发生。

（二）左心辅助装置（LVAD）

据统计，心脏直视手术后约有 1％患者出现严重心低排综合征，尽管使用各种血管活性药物和 IABP，仍不能脱离体外循环，需要左心辅助循环装置进行心脏辅助。在 AMI 进入心源性休克时，即使应用药物甚至 IABP，其死亡率仍高达 80％，用左心辅助循环装置则能使这类患者获得较高存活机会。左心辅助装置也可用于急性心肌炎并心力衰竭药物控制无效的患者。左心辅助装置的种类很多，按其血液状态可分为非搏动性泵和搏动性泵。按其驱动方式可分为气体驱动泵和电力驱动泵。按其使用方式分为体外泵和可植入泵。

1. 适应证

应用 LVAD 的血流动力学指标是患者心脏指数小于 $1.8/min/m^2$，平均动脉压低于 6.7 kPa（50 mmHg），肺毛细血管楔压大于 3.3 kPa（25 mmHg），同时应用两种或两种以上升压药，其中多巴胺计量大于 15～20 $\mu g/kg \cdot min$，血压仍有下降趋势，心脏直视手术时不能脱离体外循环试停机三次仍不能脱机，尿量少于 0.5 mL/（kg·h）。

拟施行心脏移植的患者在等待合适的供心时，可使用 LVAD 作为过渡手段，争取时间做心脏移植。对于高度危险性的 PCI 患者，术中使用 LVAD 进行支持。施行胸段主动脉手术时可以利用 LVAD 作为旁路，保持肾动脉及下半身血液供应。

2. 禁忌证及基础疾病对 LVAD 的影响

在应用 LVAD 的患者中，右心力衰竭的发生率约占 20％～30％，是造成患者死亡的最主要原因之一。在瓣膜功能障碍患者中，LVAD 安装后，由于降低了左心室舒张压增加了主动脉瓣跨瓣压，因此轻到中度的主动脉瓣返流会变得更加严重。另外，主动脉根部的灌注血流造成的湍流会进步一步加重主动脉瓣返流。在考虑施行心脏移植术前严重的主动脉瓣狭窄应被纠正。因为此类患者拥有充足的心肌储备。较轻程度的主动脉瓣狭窄对于置入 LVAD 不构成明显影响。而主动脉瓣置换术后尤其对于机械瓣置换术后，由于会产生栓塞，植入 LVAD 则是相对禁忌证。二尖瓣返流不是 LVAD 植入的禁忌证。LVAD 在使用时，左室舒张末压几乎降至 0 kPa，从而降低了二尖瓣压。另一方面由于狭窄的二尖瓣妨碍了 LVAD 的充盈，二尖瓣狭窄则需要被纠正。严重的冠心病患者在植入 LVAD 后出现持续性心绞痛及心肌缺血性损伤。在血液动力学方面表现为右心衰竭及不断降低的 LVAD 流量。因此有时需要使用扩张冠状动脉的药物。如患者在术前已接受 CABG 术，则需要保持桥的通畅以避免由于心肌缺血而引发的右心功能障碍及心律失常。房颤心律会影响右心功能。在植入 LVAD 的初期保持患者的窦性心律有助于减少右心衰竭的发生率。房颤患者需要术后长期抗凝。室性心律失常是心脏病常见的心律失常，在植入 LVAD 后也会出现。通常认为室性心律失常能够降低 LVAD 的流量，从而降低血压。其他全身消耗性疾病、恶液质、恶性肿瘤患者，多器官功能衰竭，未控制的感染均为 LVAD 植入的禁忌证。

3. 心脏辅助循环并发症

出血发生率为 12%～87.3%，是使用 LVAD 最严重、最主要的并发症，也是造成其失败的主要原因之一。出血一旦发生，就及早止血，一般可输入新鲜全血、血小板浓缩液或冻干浆。必要时需开胸止血或解除心包填塞。操作谨慎及合理使用抗凝剂是预防出血的主要措施。气动装置的管道及电动装置的电线是穿过皮肤再进入胸腔的，所以容易造成感染。血栓栓塞的发生率为 0～8%，原因主要与血泵的设计、接触血液面的材料、抗凝不合理、败血症等有关。此外，当进行高流量的左心辅助时，常有右室心肌收缩力明显降低导致急性右心功能衰竭，其发生率高达 20%～

30％。处理上，一般认为对轻至中度的右心衰竭用药物治疗即可；严重右心衰竭时，右房压大于 2.0 kPa（15 mmHg），右室射血分数低于 15％，则需要同时行右心辅助循环。

4. 循环装置尚存在的问题

首先是能源问题。目前电动血泵的能源很难达到长期植入。研究不易受腐蚀、经久耐用的能源是一大课题。其次是密封问题。对于离心泵和轴流泵，电机的转动泵与血室之间的密封是动态密封，因此加工技术及工艺要求很高。最后是材料问题。在辅助过程中，机械部分对血凝血机制的破坏极其重要，而与血液接触面材料的选择对凝血机制的改变起重要作用，对此，以往已做了大量的研究工作。

（三）体外膜肺技术（Extracorporeal Membrane Oxygenation，ECMO）

ECMO 将血液引流至体外，经膜肺氧合后再灌注入体内，通过长时间的转流，对呼吸和/或循环衰竭的患者进行有效支持，维持机体适当的氧供和去除体内的二氧化碳以保证机体代谢。该方法可减少呼吸机的使用强度及因使用呼吸机而引起的各种并发症，保持血液的正常氧合，减少儿茶酚胺类药物支持，降低心肌组织的氧耗，改善全身灌注，为心功能和肺功能的恢复赢得宝贵的时间。其使用技术不断改进，已形成了静脉－静脉，静脉－动脉两大应用模式，偶尔也有动脉－静脉或静脉－静脉、动脉的使用模式。

1. 适应证和禁忌证

就心功能支持而言使用 ECMO 的两个最基本指征就是持续性低心排和心内直视手术后肺血管反应危象。前者表现为：持续性或渐进性低血压；外周灌注差；心室充盈压不断上升；无尿或少尿；在中心静脉压正常情况下仍出现混合静脉氧饱和度逐渐下降；持续性酸中毒；中心体温高（中心体温和外周温差大于 5 ℃）。肺血管反应危象主要是指术后肺高压、肺水肿等情况影响机体氧供所引起的危重状态。ECMO 支持肺功能主要应用在呼吸机或其他治疗方法无效的呼吸功能衰竭。

使用 ECMO 的禁忌证可总结为一句话，当延长生命不能改善生命质量以及存在不可逆或不可替换的脏器功能衰竭时。绝对禁忌证包括：不能全身抗凝及存在无法控制的出血，严重溶血，血栓形成等情况；合并其他终末期疾病如恶性肿瘤等；本身存在中到重度的慢性肺部疾病如呼吸窘迫综合征合并慢性阻塞性肺部疾患；存在多脏器功能衰竭，如慢性肝或肾衰竭。无法治疗的败血症性休克；不能控制的代谢性酸中毒；中枢神经系统损伤；存在严重的免疫抑制；如没有心肺移植的条件，存在艾森门格（Eisenmenger）综合征，终末期的心肌病以及无法手术的先天性心脏病等不可逆的心肺功能损伤都是 ECMO 的绝对禁忌证。相对禁忌征包括：年龄超过60～65 岁；呼吸机使用时间分别超过 10 天（<2 y），8 天（2～8 y），6～7 天（>8 y 和成人）；严重损伤或大手术后 24 小时以内；缺血缺氧性脑病后 72 小时以内；近期有脑血管意外的发生；预期生活质量差；存在严重的肺高压，在强心药物支持下心指数仍低于 $3.5L/m^2$ 等情况下不宜使用静脉－静脉模式的 ECMO。

2. ECMO 应用的并发症及其处理

由于 ECMO 使用时间长，使用中由于血液和人工材料表面的接触会导致血小板数量减少和功能下降以及各种各样的并发症。统计结果显示，静脉－静脉模式的并发症发生率明显低于静脉－动脉模式，这可能同后者在肺功能衰竭的同时往往伴有心功能的损伤有关。在心脏手术后以及在儿童病例中肾衰竭，手术部位出血和心率失常的发生率比较高，这往往同使用 ECMO 之前存在心功能低下有关。出血是 ECMO 使用中最为常见的并发症，可导致循环血量的减少，也是直接引起死亡的原因，在体外循环后直接使用ECMO的患者最容易发生，为此需要再次手术止血的病例可达36%～69%。尽管 ECMO 中使用的各种设备的性能越来越稳定，但是长时间的使用仍不免会发生一些故障。机械故障包括贮血瓶、泵和动脉过滤器内血栓形成，离心泵失灵等。当气体交换能力不足或氧合器进出口压力阶差超过 40.0 kPa（300 mmHg）

时，是更换氧合器的指征。此外，ECMO 过程中可以出现感染、肢体缺血和栓塞等。大量的输血，血液破坏，血液同氧合器或超滤器等人工异物表面接触等都会导致高胆红素血症。肝实质也会因为微血栓等原因受到损伤。特别是对于新生儿，由于其肝脏尚未发育完全，功能受损的情况更易发生。静脉－动脉模式中，由于左心室后负荷增加，会引起左室，左房压力升高，如减压不满意会导致肺水肿。

（四）全人工心脏

临床应用人工心脏有两个目的：一是暂时性应用以辅助有病变的心脏，使其功能逐步恢复，或作为心脏移植过渡手术；另一种是永久性植入替代衰竭的心脏。

AbioCor 是一种新型的过渡人工心脏，2001 年美国政府批准置入 5 例患者。AbioCor 人工心脏于 2001 年 7 月 2 日置入 1 例终末期缺血性心肌病、糖尿病及肾衰竭的患者。AbioCor 由钛及塑料构成，重 900 g，是第一种与体外没有线、管连接的人工心脏。因此，患者的活动及生活质量得到改善，由于没有体外连接线，感染的可能性也有被降低。它是由内装电池驱动，充电则是用患者配带的体外电池通过射频经皮充电。充电一次可使人工心脏工作 4 小时，该设计使患者便于活动。体外电池可以取下最多 30 分钟，在此期间患者可以洗澡或更换衣服。体外电池上有仪表，患者可以了解人工心脏的电池存电量。由于 AbioCor 人工心脏大小如垒球般大小，其不能置入体格较小的患者体内。如果这种全置入式人工心脏能与心脏移植一样安全、有长期效果，那么可能成为一种新的治疗选择。

八、心脏移植

经过内科和外科常规治疗而不能逆转的终末期心脏病，预后恶劣。70 年代初期，随着实验研究的深入、外科技术的提高及免疫等相关学科的发展，采用各种外科手段治疗终末期心脏病取得了很大进展。

（一）心脏移植术

1967 年人类首例同种心脏移植成功以来，全世界已经有 330 个医疗中心完成了心脏移植 62 851 例（截至 2002 年 6 月 30 日）。随着移植技术提高和其他相关学科的发展，移植疗效有了很大改善。1982—1987 年间、1988—1992 年间、1993—1997 年间和 1999—2001 年间的移植后 1 年生存率分别为 76.5%、79.9%、81.3% 和 81.5%；3 年生存率分别为 67.8%、72.7%、74.3% 和 75.2%。近年国际上心脏移植中心在增多，但移植例数并无增加，而是处于一个相对的平台期，预示一些因素在限制着心脏移植的进一步发展。

（二）移植受体选择的要点

合适受体的选择是心脏移植成功的关键。通常认为，经过内科和外科常规治疗不能逆转的终末期心脏病，在无手术禁忌证的情况下都是心脏移植的手术适应证。国外把心脏移植受体分为住院患者和非住院患者两大类，前者是那些不能脱离血管活性药物支持、低心排状态、用主动脉球囊反搏、用左或右心辅助装置及人工心脏的患者。而后者通常是心功能略好、不用上述生命支持的患者，在获得供体后随时到移植中心接受心脏移植。我国近年选择的病例均为心功能Ⅳ级、生命近于垂危的患者，这对移植后近、远期的疗效影响较大。对于重症患者，采用辅助循环支持作为心脏移植的过渡，这是我国应进一步研究的方向。早年扩张性心肌病是成人心脏移植的主要适应证（占移植总病例的 54.73%）。近年冠状血管病患者成为移植受体的比例逐年增多（1998 年占移植总病例的 45.75%）。儿童心脏移植受体主要选择先天性心脏病复杂畸形外科无法进一步纠正的患者。心脏移植受体年龄分布在 50～64 岁者占 49.14%。近年研究证明，高龄受体移植后可获得与非高龄受体近似的远期疗效。术前肺动脉高压是导致心脏移植术后急性右心功能衰竭的重要因素。肺血管阻力（PVR）、肺血管阻力指数（PVRI）和跨肺压差（TPG）是判断肺动脉高压的主要指标。资料证明，PVR $<2$ Wood，PVRI $<4$ Wood·$m^2$，TPG $<1.3$ kPa（10 mmHg）的患者术后 30 天死亡率分别为 5.1%，5.7%

和 4.9％，PVR 为 2.3 Wood，PVRI4～7 Wood·$m^2$ 或 TPG 1.3～1.9 kPa（10～14 mmHg）的患者术后 30 天死亡率分别为 10.6％，12.9％和 14.0％，而 PVR ＞3 Wood，PVRI＞7 Wood·$m^2$，TPG ＞1.9 kPa 的患者术后 30 天死亡率分别为 17.7％，18.0％和 21.4％。可见，心脏移植受体术前常规心导管检查确定心肺功能的状态，对移植后的效果非常重要。

（三）供体心脏的来源和保护方法

目前移植心脏均选择于脑死亡供体。脑死亡是一种病理生理状态，在其早期常伴有血流动力学改变，暂时的心肌缺血可导致心肌的组织学损伤，这可能成为移植后心功能衰竭并导致死亡的原因之一。通过有创性的（心导管检查等）检查和无创性的（经食管超声心动图）检查，Goariil 等在 22 例年轻脑死亡供体的研究中。发现11 例（50％）的射血分数低于 50％，其中 4 例射血分数低于 30％；作为心脏移植的供体，有 67.5％的患者存在局限性的心室壁活动异常。Vedrinne 证明，28％的供体存在右心功能不全。另有人证实脑死亡供体，由于有氧代谢变为无氧代谢，从而降低了心肌的能量储备，同时导致循环中的激素，特别是三碘甲状腺原氨酸明显下降。应用替代治疗可以逆转这种代谢的变化，促进能量的储存并促进心脏功能的恢复。供心首次停搏灌注通常是用冷（4 ℃）停搏液直接灌注常温的心脏，这可导致心肌和冠状血管的挛缩，停搏液灌注不充分，影响保存效果。用含钾温的或微温的停搏液进行首次灌注可获得较好的动物实验供心保护效果，但临床上进一步应用尚需进一步探讨。供心保存期间常规方法是用生理盐水或停搏液单纯浸泡保存，优点是方法简单、方便、短期保存效果好，但因其保存期间是完全性缺血缺氧，代谢产物不能及时排除，供心的远期保存效果较差。近年的研究证实，含高钾的细胞内液型供心保存液具有较好的保存效果（以 UW 液为代表），但高钾可导致冠状血管内膜损害，移植后的远期效果具有一定影响，其临床广泛应用尚有争议。保存期间，应用经冠状静脉窦持续逆行微流量灌注氧合保存液既能及时向供心提供氧和代谢产物，又能排除心肌内的代谢产物，具有较好的供心保存效果，但实验证明逆行灌注对右心的保护较差，临床需要进一步证实其有效性。

供心短缺是限制移植进一步发展的重要因素。改善供心保护，延长供心有效保存时间，可拓宽供心来源。机械辅助装置目前被用于心脏移植的"过渡桥梁"，他可以暂时解决供体短缺问题，由于伴有相关的凝血、能源供应和外源性感染等难题，机械辅助装置的应用又受到限制。用动物供体进行异种心脏移植是解决供体器官短缺具有潜力的生物学途径。通常，临床异种移植需要预防包括超急排斥反应、急性血管反应和细胞排斥反应在内的免疫反应难题。采用常规免疫抑制剂并根据异种移植免疫的重要环节应用最新制剂有望控制排斥反应。最令人鼓舞的途径是利用分子生物学方法制造"基因工程"的供体，并通过诱导使供、受体骨髓之间产生嵌合现象，在异基因器官的受体内产生免疫耐受。基因工程制造的供体器官和具有免疫耐受的受体联合应用、用或者不用非特异性免疫抑制剂，这将是最成功、最具有前途的战略方向。

（四）原位心脏移植技术

目前大多移植中心采用 Shumway 等介绍原位心脏移植的标准术式，因受体的部分左、右心房被保留，故有称之为心室移植。这种术式吻合方法相对简单，操作时间短，移植近期效果肯定，从而被确定为原位心脏移植的"标准"术式。近年的研究发现，标准术式移植后的心脏存在一定的解剖和生理学上的不足。Bhatia 等证明标准术式移植后的心脏，二、三尖瓣关闭不全的发生率为67％，可能是由于心房的异常增大、心房受两个窦房结的支配而呈不协调收缩及房室瓣被变形的心房过分牵拉所致。另外，标准术式移植后心律失常的发生率较高，窦性心律失常的发生率为18％～44％，早期心动过缓为38％，其中40％需用临时起搏器。近年，一种改进术式即双腔静脉吻合法心脏移植术受到重视。此术式将受体右心房全部切除后，供心的上、下腔静脉分别与受体的上、下腔静脉吻合。尽管此术式吻合时间可能要延长 15 min 左右，但保存了完整右心房，从而保持较正常的三尖瓣功能和完整的窦房结功能。据报道，其移植术后 1、3 和 5 年生存率（分别为 87％、82％和 81％）较标准法高（分别为 74％、70％和 62％）。另有一种全心脏原位移植术式，他完全保留了供体心脏的解剖形态，对预防移植后心房内血栓形成和二、三尖瓣关闭不全具有重要作用，但其操作稍复杂，进一步临床应用有待观察。

（五）免疫抑制剂的应用

早年国外很多移植中心，术前 24～48 h 均应用免疫抑制剂。近年，考虑大剂量免疫抑制剂会严重影响肝肾功能等因素，大多单位术前已较少应用免疫抑制剂。移植术中，主动脉开放后都应用甲基泼尼松龙 500～1 000 mg。术后早期三联用药（环胞霉素，甲基泼尼松龙和硫唑嘌呤）。环胞霉素术后 2 周内保持血药浓度为 150～250 ng/mL，术后 1 个月后保持血药浓度为 50～150 ng/mL。硫唑嘌呤术后每天每公斤体重口服 2 mg。强的松术后 1 月后每天每公斤体重口服 2 mg。出现急性排斥反应时，通常应用甲基泼尼松龙冲击治疗（500～1 000 mg）。对于顽固性术后排斥反应 OKT3 可获得较理想的效果，并且证实它的应用可以延长再次发生排斥反应的时间。应用时应当注意监测血液白细胞的含量。

（六）治疗效果

心脏移植的疗效与术前患者的周身和重要脏器功能状态有关，与免疫抑制剂的应用等也有密切关系。在心脏移植术后 30 天内死亡的主要原因中，非特异性移植物衰竭占 35.0％，感染占 10.0％，急性排斥反应占 8.9％，超急性排斥反应占 3.3％，多器官功能衰竭占 6.1％，其他原因占 36.1％。感染是心脏移植术后 1 年最主要的原因，占 20.3％，急性排斥反应占 13.3％，移植后的冠状血管病占 4.6％，移植后的淋巴瘤占 0.9％，CMY 占 1.5％。心脏移植术后 1 年 89.7％患者活动不受限，8.5％的患者需要辅助，1.5％需要完全辅助，术后 1 年不再住院患者占 56.8％，非排斥反应或感染的原因再次住院者占 9.6％，因排斥反应再次住院者占 10.8％，因感染再次住院者占 15.8％，因感染和排斥反应而再次住院者占

7.0%。术后 4 年随访，93.9%患者活动不受限，5.3%的患者需要辅助，0.8%需要完全辅助。术后 4 年不再住院患者占 82.8%，非排斥反应或感染的原因再次住院者占 7.0%，因急性排斥反应再次住院者占 2.6%，因感染再次住院者占 7.1%，因感染和排斥反应而再次住院者占0.5%。术后 1 年有 11.4%的患者存在肾功不全，7.9%患者血清肌酐水平大于 221 $\mu mol/L$，有 1.2%患者需要慢性透析。术后 4 年有 14.6%的患者存在肾功不全，7.4%患者血清肌酐水平大于 221 $\mu mol/L$，有 1.9%患者需要透析。术后 1 年有 39.3%患者存在高脂血症，有 19.5%患者存在糖尿病；术后 4 年有 56.3%存在高脂血症，17.5%患者存在糖尿病。

随着心脏移植近期疗效的提高，移植后远期并发症的防治显得更为重要。移植远期主要致死原因有移植物冠状血管病（cardiac anograft vaseulopathy，CAV）、恶性肿瘤、感染，分别占术后5 年死亡原因的 25%、18.6%和 7.9%。其中 CAV 是移植后中远期发病和死亡的主要原因。CAV 发病后进展迅速，除再次移植外，对内、外科治疗效果均较差。研究其发病机制并探索有效的预防措施势在必行。CAV 的发病机制尚不清楚，目前认为存在免疫学因素和非免疫学因素。一般认为与免疫反应有关，且细胞免疫和体液免疫都参与血管内膜的损伤，引起 CAV。国外较多研究认为，免疫学因素和抗排异反应药物的应用是 CAV 发病的重要因素。供心缺血性损伤可能是移植后 CAV 的发病原因：内皮对调节血管和凝血机制的稳定性发挥重要作用，它可以产生前列环素、纤维蛋白原激活因子、抗血栓素Ⅲ和内皮依赖性舒张因子等。内皮的中断可影响其正常功能，对心肌的灌注通透性、内皮与血小板间的反应都会产生有害的作用。移植后 CAV 有别于普通冠心病，其发病较早，病理学特点为冠状血管弥漫性病变、内膜呈同心圆样增厚，血管内粥样改变少见、坏死改变、胆固醇结晶、钙质沉积较少发生，这与心肌缺血导致的弥漫性血管内膜病理改变相似；供心保护液的临床研究发现，钾离子对冠状血管内皮具有损害作用，高浓度钾离子的 UW 液保存移植后的供心，CAV 的发病率是用

Stanford 液保存后的二倍；Gaudin 等对 50 例患者移植后的前 3 次心内膜心肌活检资料研究发现，50％患者存在冠状血管的病理改变，通过多元回归分析证明，心肌缺血性损伤在移植后 CAV 的发病过程中起重要作用，并认为移植早期心内膜心肌活检的组织学改变可作为术后 CAV 的高危因素；研究证明，随供心缺血时间的延长，心肌超微结构受到损害的同时，冠状血管内皮也受到一定程度的损害甚至是不可逆的，这对移植后的 CAV 可能是一个重要因素。

CAV 可能是各种原因造成血管内膜损害后机体愈合反应的结果，它的发生与发展也随损害的严重性而不同。改进供心保护方法，改善供心保护效果不仅可以提高移植成活率，也可以有助于移植后的远期存活率和生活质量。心脏移植技术已经很成熟，是治疗终末期心脏病的有效措施。国外已经形成了一种体系，是一种"常规"的心脏手术。我国心脏移植还处于起步阶段，还有很多问题没有解决，建议首先在有一定心脏外科经验的医院开展，坚决反对为了追求某种效应而"大跃进"式的开展心脏移植；脑死亡法的通过将促进器官移植的快速发展；建立有组织的全国性的移植器官捐献和分配网络，能够合理应用器官，提高疗效，造福人类。为突破器官移植的很多难题，必须进行更深入的研究，使心脏移植的并发症减少到最低，远期疗效得到进一步提高。期望心脏移植能成为终末期心脏病的根治性手术。

### 九、其他治疗措施

#### （一）动力性心肌成形术

动力型心肌成形术是运用患者自身的背阔肌移植包绕在心脏上，利用埋植式心脏同步刺激器，经过一定时间的训练，起搏骨骼肌辅助心肌收缩，从而改善心衰及左室功能。自 1985 年 Carpentier 等首次应用于临床后，这项研究性的外科手术对终末心力衰竭的治疗价值受到世界各国的关注。

根据 Salmons 等提出用低频慢性电刺激使骨骼肌转化为高度耐疲劳肌肉的概念和技术，并证实了骨骼肌骨纤维类型、酶系统及代谢的变化，为骨骼肌用于心脏辅助提供了生物学依据。随着对肌肉生理学的深入研究和生物医学工程学的进展，研制出多脉冲同步电刺激器，使动力性心肌成形求成为可能。1985年Carpentier和Chachpues首次进行动力性心肌成形水取得成功。以后在许多国家进行了深入的临床研究，初步结果令人鼓舞，其治疗对象为药物和一般手术不能逆转的慢性心衰患者。在尚未进入终末期心衰之前即应考虑进行DCM。在选择病例中，必须考虑其现存心功能状况、心律、瓣膜功能是否完好，背阔肌状态，以及有无神经肌肉疾患，肺功能低下与肝肾功能障碍等。世界DCM研究组结了1985年7月—1994年4月来自世界39个中心的360例手术患者，其中扩张型心肌病占51%，缺血性心肌病占46%。术前心功能Ⅲ级占80%，Ⅳ级占14%，术前LVEF（MUG4）平均为20.8%，术后早期死亡率：Ⅳ级心功能为36%，Ⅲ级者为16%。

Chechgues等认为，动力性心肌成形术有3种类型：第1种是心室或心房辅助。由于先天性或后天性原因，引起心房或心室出现无动力或低动力区域，用背阔肌包裹以辅助心空或心房收缩，按辅助部分又分为心房辅助、左室辅助、右室辅助、双室辅助及主动脉辅助。第2种是用背阔肌代替心肌以补充室壁缺失部分；如室壁瘤切除术，心脏巨大纤维瘤切除术等。尽管以前使用心包代替缺失的室壁，从血流动力学角度使心室闭合，但是不如用带蒂的背阔肌代替被切除的心肌更安全可靠。第3种是上述两种类型的结合，即背阔肌又是心肌代用品，又作心肌辅助用。由于左侧背阔肌接近左室，故常用它包裹心室。Moreira等分析了112例左侧背阔肌动力心肌成形术后发现，虽然手术后患者生存质量提高，但是用左侧背阔肌不会获得持续的心功能改善。最近Furnary等作的动物实验发现，改用右侧背阔肌作动力心肌成形术其血流动力学效应优于用左侧背阔肌，认为左侧背阔肌的收缩时力的向量与血流通过主动脉瓣的净向量是平行的，可以获得更好的血流动力学结果。

　　动力性心肌成形术适应证选择极为重要，主要在不宜心脏移植及冠脉搭桥手术患者中选择：①扩张性心肌病；②Chagas 病；③缺血性心脏病行冠状动脉搭桥或室壁瘤切除的同时行动力心肌成形术；④心脏肿瘤和胸主动脉瘤；⑤Fonton 术后右心房辅助。患者适宜年龄在 18～70 岁，心功能Ⅲ级者；或经药物治疗转为Ⅲ级者，窦性心律或药物可以控制的心律不齐者。对于严重二尖瓣反流，恶性肿瘤远处转移肝肾功能不全，梗阻性心肌病，顽固性心律失常，双室心衰竭等属手术禁忌证。即往有心脏手术史者慎重行动性心肌成形术手术。

　　综上所述，10 多年来大量实验和临床应用都已证实，动力性心肌成形术是一种较有效的心脏辅助循环方式，是改善心功能的有效手段。其优点是不需要供体，无免疫排斥，无需外部能源，可以持久发挥作用。动力性心肌成形术为难以控制的心衰患者提供了治疗前景和利益。

　　（二）左心室减容术（Batista 手术）

　　左心室减容术是一种新的有效的治疗终末期扩张性心肌病的外科手术。1996 年首先由巴西 Batista 医师报道。心脏扩大不仅造成房室瓣关闭不全，同时也使心肌耗氧量增加，但氧的供给并不能随着心脏扩大而增加，因此心脏扩大至一定程度后心肌收缩力将逐渐下降。Batista 手术的基本原理即是切除左室游离壁部分心肌，使左心室尽量恢复至正常大小，降低左室壁张力、减少心肌耗氧量、增强心肌收缩力，改善心功能（Laplace 定律），同时也可能与左室成形、外周血管效应、精神、神经和体液因素有关。同时施行二尖瓣、三尖瓣成形或置换术纠正了二尖瓣、三尖瓣返流，有利于心功能的改善，Batista 手术适用于各种扩张性心肌病（如原发性扩张心肌病、冠心病、瓣膜病，等）。Batista 报道术后并发症为：克血性心衰 18%，出血 7%，心律失常 5%，肾衰竭 4%，呼吸衰竭 4%，感染 4%，其他 4%。Batista 报道 12 例术前大多数心功能Ⅳ级，术后 57% 恢复到Ⅰ级，33.3% 恢复到Ⅱ级，2 年生存率为 55%。安贞医院报道 12 例 LVEF 从 19.4±

7.8％增至 28.9±8.9％，CI 从 1.7±0.7 增至 2.4±0.8 $m^2$/min。术后 6 月生存率为 80％，术后长期存活情况有待观察。

近 30 年来心脏移植结果表明，患者在生活质量与生存率均有显著的提高。由于免疫抑制剂的改进与对感染的有效防治使排斥反应发生率和感染死亡率以及移植性冠心病发生率均显著下降。同种心脏移植已成为当前治疗终末期心脏病的主要手段。但供心短缺是阻碍移植进一步发展的重要因素。随着人工心脏进入临床研究，尤其近年来已研制了多种类型和功能的人工心脏和辅助装置，作为心脏移植的"过渡桥"。可以暂时解决供心短缺，使许多急需心脏移植患者获得等待时间的机会，通过改善患者的血液动力学、营养状况和全身状况而有利于心脏移植的成功。但由于凝血、能源供应、外源性感染和耐久性等难尚未完全解决，人工心脏的长期应用受到限制。最近微型电脑血泵的临床应用，更符合人体的生理需求、有望不久的将来成为治疗终末期心脏病有效方法之一。异种心蛀移植虽有一些发展。由于异种移植极大的免疫分离而致强烈排斥反应难以控制，至今尚未走出实验治疗阶段，克隆技术虽获得成功，但转基因技术还没有获得突破性进展，如何使克隆技术、基因转移技术和器官移植技术得以相结合有待进一步的研究与探索。

近年开展的左心室减容术是一种新的有效的手术方法。对近、中期疗效较好且可作为心脏移植的过渡手术，尤其供心非常短缺的情况下，有其推广价值。目前存在的问题是发生严重心律失常的比例和围手术期死亡率较高，长期生存有待进一步观察。至于动力性心肌成形术由于操作技术复杂，疗效不稳定，脉冲发生器持久性与有效性有待提高，且价格昂贵只能用于部分慢性心衰尚未进行终末期心衰之前的病例，近年报道病例已趋下降，对发展中国家难于推广。

总之，各种外科手段治疗后期心脏病的迅速发展，完全改变了以往手术疗效不佳、死亡率高的"陈旧"观念。随着正确的适应证选择、操作技术的提高，以及围手术期处理的改进，结合术后有效的内科治疗，将使更多的终末期心衰患者获得救治。

（三）再同步化治疗

双心室同步起搏治疗充血性心力衰竭的主要机制是纠正了由室内传导延迟导致的左室充盈时间缩短，收缩不同步，以及二尖瓣返流，从而改善心功能。国际上多中心临床研究（ATH-CHF研究、INSYNC研究、MUSTIC研究、MIRACLE研究）充分证实了双心室同步起搏可有效改善充血性心力衰竭伴心室内传导阻滞患者的心功能。2002年10月，由美国ACC/AHA/NASEPE共同制订的心脏起搏器新的临床应用指南中，已正式将双心室起搏治疗充血性心力衰竭列入心脏起搏治疗适应证中。根据该新的临床应用指南，双心室起搏治疗充血性心力衰竭适应证为：NYHA分级Ⅲ～Ⅳ级；伴有心室内传导阻滞，QRS宽度≥130 ms；LVEDD≥55 mm；LVEF≤35%。

禁忌证包括：重度主动脉返流，全身感染性疾病，感染性心内膜炎和败血症，严重的肝肾功能障碍，严重水电解质和酸碱平衡紊乱。当前国内外治疗的经验是对于伴有血液动力学障碍的患者，应用双心室起搏，对于多数患者可以改善血液动力学，其确切疗效特别是远期疗效仍需进行大量的临床试验证实，目前临床应该严格掌握其适应证。

（四）基因和细胞治疗

这两种方法代表了新生的力量，可望成为临床心力衰竭治疗的方法。近10年来逐渐形成了几种有治疗心脏病潜能的基因和细胞治疗方案，动物试验虽然大多报告有效，但进入临床试验，评估其安全性和可行性的仅有经过选择的少数几种，且结果未能够提供确凿的证据说明治疗有效。它们存在细胞来源不确定、伦理，道德，法律的限制、缺乏远期疗效观察、机制不清楚、人体试验较少和病毒载体安全性等问题，仍然有大量的工作要做。

近年来，干细胞引起的心肌再生是心血管领域研究的热点。然而，许多问题亟待解决，例如心肌梗死后何时适合于干细胞治疗？哪类干细胞值得应用？怎样客观评价其移植疗效？干细胞移植通过什么样的机制定居、生存和分化？干细胞确切作用机制如何？干细胞移植的安全性如何，是否导致肿瘤形成？或许我们需要细胞和基因联合治疗的方针。

# 第九章　心房颤动

　　心房颤动（房颤）是门诊和住院患者中最为常见的心律失常之一。其发病率随年龄增加而升高。40 岁前发病率较低，40 岁以后逐渐升高。60 岁后人群发病率高达 5%，80 岁后人群发病率更高达 9%以上。随着我国人口寿命的延长和上世纪五、六十年代生育高峰期出生人口进入中、老年期，预计今后 10～20 年内，房颤患者数量将会急剧增加，而房颤患者死亡率约为窦性心律者的 2 倍，栓塞和中风发生率则是性别、年龄和血压相同人群的 4～6 倍。因此，房颤将成为我国民众生命与健康的巨大威胁，值得引起广大医务工作者的高度重视。

　　**一、定义**

　　房颤是以心房电和机械活动极度紊乱，继而损及心房收缩、舒张功能为特点的室上性心律失常。临床表现为心律绝对不齐、心音强弱不等、脉率少于心率（绌脉）。心电图上 P 波消失，代之以大小、形态、速率均多变的快速颤动波，频率多在 400～500 Hz。房颤时的心室率取决于房室交界区电生理特性、自主神经张力以及药物的作用。如果房室交界区传导功能正常，特别是在房颤发作初期，心室率通常快而不规则。如有房室传导阻滞，以及室性或交界性心动过速的干扰，则可能出现规则的 RR 间期。不规则、持续性的宽 QRS 波心动过速提示为房颤伴旁道前传或束支传导阻滞。

　　如房颤反复发作并可自行终止，称为阵发性房颤，多数（70%）发作时间≤24 h。如果房颤持续时间超过一周，则常不能自行终止，称为持续性房颤。持续性房颤经电复律失败、或复律后不能维持窦性心律、或不宜电复律者，归为永久性房颤。

因瓣膜性心脏病引起的房颤称为瓣膜性房颤。凡病变累及心脏瓣膜结构引起瓣叶及其腱索、乳头肌、瓣环等形态异常和功能障碍者，即为瓣膜性心脏病。主要病因为风湿病变，其他有先天性、感染性、老年退行性、瓣膜特发钙化性、肿瘤性、创伤性、结缔组织疾病和瓣膜脱垂等。除瓣膜性心脏病外其他心脏和非心脏原因引起的房颤称为非瓣膜性房颤，临床最常见，也是本章讨论的重点。

**二、房颤的病理**

房颤的发生与心房直径、面积及射血分数密切相关。持续性房颤患者的心房除基础心脏病引起的改变之外，还有心房肌细胞肥大、纤维组织增加、窦房结改变、心肌细胞中磷酸激酶活性与能量代谢受抑、$Ca^{2+}$超负荷，以及正常和异常心房肌细胞的毗邻排列等，均可引起心房肌纤维传导速度和不应期的不一致，是引发和维持房颤的病理基础。

**三、房颤的机制**

（一）多子波折返

Moe等根据动物实验结果推测房颤是由于心房内同时存在的多个微小折返环，这些折返环使心房组织刚一恢复兴奋性即被激动，从而导致心房处于连续不断的"颤动"状态。一般来说，折返环周长越小越易引起颤动，而折返环周长＝传导速度×不应期，故通过提高心房传导速度（如心房超速起搏）或延长不应期（药物），可干扰和消除微折返，从而消除和预防房颤发作。近年来，由于许多持续性甚或永久性房颤通过肺静脉前庭部电隔离而得到治愈，故有人对多子波折返提出质疑，认为左心房肺静脉前庭部的高频电活动才是房颤最重要的维持机制，而非随机运行的多子波折返。

（二）局灶性房颤

近年有人观察房颤经心内电转复后，约20％的早期复发病灶起源于肺静脉。进一步的观察发现这些房颤是由肺静脉、上腔静脉或心房内的局灶性病灶发放的连续快速性激动所引起，或是由局灶性病灶发放的单个提前激动进入心房易损期而诱发，现统称为局灶性房颤。此外，少数房颤系由旁道或房室结折返性心动过速蜕变而成。采用导管射频消融去除上述病灶或折返环，可达到根治房颤的效果。

（三）房颤的连缀现象

新近的动物试验发现，反复诱发房颤发作本身不但会促进房颤的发生，还可为房颤持续存在提供条件，既所谓房颤连缀房颤（Atrial fibrillation begets atrial fibrillation），现认为是导致房颤易于复发和持续的重要原因之一。深入研究发现，人工诱发房颤时，心房肌细胞快速除极化可使细胞内 $Ca^{2+}$ 超负荷，引起心房各部位传导速度和不应期发生不一致性变化（心房电重构）；当房颤持续不终止，可引起心房肌细胞体积增大、糖原偏心积聚、线粒体肿胀、肌浆网断裂、肌原纤维溶解，超声证实房颤患者可出现进行性的心房扩大（心房组织重构）。因此认为房颤导致的心房电和组织的重构是房颤持续、不易转复、或转复后容易复发的重要机制。维拉帕米与胺碘酮均具有阻滞 L 型钙通道的作用，可对抗房颤引起的心房不应期缩短，提示应用维拉帕米或胺碘酮、尽早转复和控制房颤复发，均有利于防止或减轻房颤引起的电和组织重构，从而提高房颤转复成功率，并降低"围转复期"房颤复发率。

四、房颤的病因

（一）心脏病性房颤

各种类型的心血管病都可能增加房颤的发生率。

（1）高血压心脏病：特别是存在左室肥厚时，发生房颤危险性增加 4 倍。

（2）缺血性心脏病：缺血性心脏病时，由于心肌慢性供血不足，导致心肌组织纤维化和电不稳定性增加，使男性患者发生房颤的危险性增加一倍。在急性心肌梗死患者有 20％发生房颤。

（3）瓣膜性心脏病：①风湿性：风湿性二尖瓣病变最多见，是房颤和动脉血栓栓塞的重要原因，可使男、女性患者发生房颤的危险性分别增加 8 倍和 27 倍。②非风湿性：有先天性、感染性、老年退行性、瓣膜特发钙化性、肿瘤性、结缔组织疾病性、创伤性和瓣膜脱垂等。

（4）心包炎。

（5）心脏肿瘤：如黏液瘤。

（6）病态窦房结综合征：系窦房结、房室结及其周围心房组织的器质性病变。过去曾称为"心房病"。

（7）心肌病：①肥厚型。②扩张型：原发扩张型心肌病（Idiopathic dilated Cardiomyopathy）是房颤的重要病因之一。但部分初诊为"原发扩张型心肌病"者，其心脏扩大、心力衰竭其实是继发于房颤长期快速心室率的结果，既所谓"心率依赖性心肌病"（Rate-related cardiomyopathy），通过转复房颤或控制其心室率，此类"心率依赖性心肌病"常可获治愈。

（8）心脏外科手术：心脏外科术后房颤发生率可高达 37%，多发生在术后 5 天内，最常发生在术后第 2 天。心脏外科术后发生房颤的危险因子有：高龄、有房颤或慢性阻塞性肺疾患（COPD）病史、瓣膜性心脏病、手术后停用 β 受体阻滞剂或转换酶抑制剂（ACEI）。

（二）非心脏病性房颤

1. 肺源性（Pulmonary）

（1）慢性阻塞性肺疾患（COPD）。

（2）肺炎。

（3）肺栓塞（Pulmonary embolism）。

2. 代谢性（Metabolic）

（1）甲状腺疾病：约 10%～30% 的房颤系由甲状腺功能亢进症所引起。一项大规模研究观察了 23 638 例患者，发现临床型和亚临床型甲状腺功能亢进症（表现为甲状腺激素水平正常，而促甲状腺激素水平降低）患者房颤发生率分别为 14% 与 13%，老年患者更高达 25%，且常以房颤为首发临床症状。所以老年房颤患者即使无甲状腺功能亢进的症状，也应常规检查甲状腺激素和促甲状腺激素水平以排除亚临床型甲状腺功能亢进。

（2）电解质紊乱。

3．酒精中毒（Alcohol toxic）

如"假日心脏综合征"（'holiday heart' syndrome）。

（三）孤立性房颤（"Lone" Atrial Fibrillation）

孤立性房颤指无明显心、肺以及全身性疾病基础的房颤，约占全部房颤患者的 3％，通常发生于较为年轻（小于 60 岁）者，大约 30％～50％的年轻人阵发性房颤和 20％～25％的年轻人持续性房颤为孤立性房颤。新近有研究发现，家族孤立性房颤患者染色体 10q 存在缺陷，其突变位置靠近 α 和 β 肾上腺能受体基因编码处，提示该处突变可能通过影响心房自律性（Automaticity）而导致房颤。

（四）迷走介导性房颤和肾上腺能介导性房颤

部分临床诊断为"孤立性房颤"的患者，房颤常于交感或副交感张力增强之时发作。根据其发病特点分别称为迷走介导性或肾上腺能介导性房颤。

迷走介导性房颤（Vagally mediated atrial fibrillation）：常在夜间或晚餐后迷走神经张力增强时发作。发作时心室率一般不超过 100 次/分，发作前可有窦性心动过缓，但窦房结功能检查正常。多见于 35～50 岁女性。采用具有抗胆碱能作用的药物如阿托品、双异丙吡胺等治疗有一定效果。

肾上腺能介导性房颤（Adrenergically mediated atrial fibrillation）：常在晨起或应激、交感神经张力增强时发作。发作早期可见房颤与窦性心动过速交替，发作后常有多尿。初发时多与嗜铬细胞瘤、甲亢、扩张性心肌病心衰有关。

（五）局灶性房颤

由肺静脉、上腔静脉或心房内局灶性病灶发放的连续快速性激动所引起的房颤，以及由局灶性病灶发放的单个提前激动进入心房易损期而诱发的房颤，统称为局灶性房颤。其临床特点为发病年龄相对年轻（50 岁左右）、动态心电图有频发单形性房性早早搏（P on T 或 P on ST）；房颤呈阵发性，发作方式刻板、少变。据认为多数（50％～90％）阵发性房颤，以及多数孤立性、迷走介导性和肾上腺能介导性房颤，均可能为局灶性房颤，采用导管消融治疗具有良好效果。

**五、房颤引起的临床问题**

1. 栓塞和中风（Embolism and stroke）：房颤时发生缺血性脑卒中和体循环动脉栓塞事件多归因于心房附壁血栓脱落。但需要指出的是，约 25％ 房颤患者的脑卒中，是缘于脑血管自身病变引起的血栓形成，或主动脉根部或颈动脉粥样硬化斑块脱落。

2. 充血性心衰（Congestive heart failure）：房颤时心房收缩功能丧失（Loss of atrial "kick"）和房室顺序协同功能丧失（Loss of AV synchrony）可致使心室舒张期充盈不足，使每搏心输出量减少 20％ 以上，不规则的心室律也会损害心脏功能。可降低心输出量、提高右房压和肺动脉楔压，这些作用并不依赖心率。另外，房颤时持续和快速的心室率可引起"心率依赖性心肌病"，使心功能进一步下降。

3. 心率依赖性心肌病（Tachycardia-mediated cardiomyopathy）：房颤时持续增快的心室率（平均心率≥100 次/分）可引起心肌结构改变、导致心功能下降，故临床上不少房颤患者是以心功能不全为初始表现而就诊。房颤时持续增快的心室率引起的心肌能量耗竭、缺血、钙调控异常、心肌重构等，可能是"心率依赖性心肌病"发生的机制。转复窦性心律或有效控制房颤心室率常可有效地逆转此类"心肌病"。

4. 急诊住院。

5. 临床症状与生活质量：房颤可伴有症状，也可无症状。症状与心室率、心脏及全身功能状态、房颤持续时间以及个体感觉有关。多数初发房颤和阵发性房颤患者都有心悸、气短、乏力或头昏。房钠肽的释放可引起多尿。晕厥虽不常见，但提示可能有窦房结功能异常、主动脉瓣或二尖瓣狭窄、肥厚型心肌病、脑血管病或房室旁道。不少房颤发作由于持续时间短、心室率无明显增快、或夜间发作，可无症状，称为哑型发作，如何识别哑型发作，对随访评价各种药物与非药物方法防治房颤的效果具有重要意义，现多采用动态心电图，但最准确的方法是埋植式心电记录器（Loop recorder）。

6. 医源性并发症：房颤治疗中，抗凝药、抗心律失常药等使用不恰当可引起出血性脑卒中、硬膜外血肿、心功能不全、房室传导阻滞以及室性心律失常等严重并发症。

**六、心房颤动治疗进展**

房颤治疗有三大目标：预防血栓栓塞（抗凝治疗）；不能恢复并维持窦性心律时控制心室率；将房颤转复并维持窦性心律。

**（一）预防血栓栓塞治疗**

房颤时，由于心房失去收缩功能，血流紊乱，血液易在心房内（特别是心耳内）淤滞而形成血栓，以红色血栓为主。左心房（耳）内血栓一旦脱落，可造成动脉栓塞和中风。中风是房颤最严重的并发症，其致残率和死亡率高于其他原因的中风，故预防血栓栓塞治疗被认为是房颤最重要的治疗之一。

**1. 房颤时血栓栓塞发生情况及危险因素**

房颤栓塞和中风的发生率因其基础心脏病或全身性疾病不同而异。风湿性心脏瓣膜病房颤栓塞和中风的发生率最高，是性别、年龄和血压相同人群的 17 倍，是非风湿性心脏瓣膜病房颤患者的 5 倍。除非有禁忌，均应采用华法林（Warfarin）抗凝治疗。在非风湿性心脏瓣膜病和非瓣膜病性房颤患者中，栓塞和中风发生率是性别、年龄和血压相同人群的 5～6 倍。有高血压、新发心力衰竭、中风或 TIA 病史、高龄（>70 岁，尤其是女性）及糖尿病者，栓塞和中风发生率更高，每年中风的发生率为 5%～8%，是栓塞和中风的"高危"患者。若同时合并存在高血压、新发充血性心衰或/和中风、TIA 病史，则年中风率高达 17%。此外，甲亢、肥厚性心肌病合并房颤等，卒中率都明显增加。

国外根据 AFI 和 SPAF 研究资料制订了房颤卒中危险评估系统（CHADS2 积分，见表 9-1）。有脑卒中和 TIA 发作史计 2 分，年龄＞75 岁、高血压、糖尿病、近期心力衰竭病史各计 1 分。评分越高，脑卒中危险性越大。

**表 9-1　CHADS2 积分与脑卒中发生率**

| CHADS2 积分 | 脑卒中发生率（100 人年） | 预防血栓治疗策略 |
| --- | --- | --- |
| 0 | 1.9（1.2～3.0） | 阿司匹林 |
| 1 | 2.8（2.0～3.8） | 华法林或阿司匹林 |
| 2 | 4.0（3.1～5.1） | 华法林 |
| 3 | 5.9（4.6～7.3） | 华法林 |
| 4 | 8.5（6.3～11.1） | 华法林 |
| 5 | 12.5（8.2～17.5） | 华法林 |
| 6 | 18.2（10.5～27.4） | 华法林 |

### 2. 抗凝治疗

华法林通过抑制肝脏环氧化还原酶，阻止无活性的氧化型维生素 K 转化为有活性的还原型维生素 K，干扰维生素 K 依赖性凝血因子 Ⅱ、Ⅶ、Ⅸ、Ⅹ 的羧化，使这些凝血因子停留在无活性的前体阶段，从而达到抗凝目的。凝血酶原时间（PT）主要反映因子 Ⅱ、Ⅶ、Ⅹ 的变化，为了研究和观察尺度的统一，现采用国际规范化比值（International Normalized Ratio，INR）来表示 PT 比值。INR 2～3 相当于 PT 比值 1.3～1.5，INR 3～4.5 相当于 PT 比值 1.5～2.0。

近年多项多中心研究如 SPAF、BAATAF、CAFA、AFASAK、SPINAF 以及 EAFT 等均一致显示：服用华法林将 INR 调控在 2～3，可降低高危房颤患者中风危险性 68％，而不会明显增加出血并发症。高龄房颤患者接受抗凝治疗后出血的危险性虽然较大，但却低于未接受抗凝治疗时发生缺血性中风的危险性，故也应尽可能给予抗凝治疗。中国生物医学工程学会心脏起搏与电生理分会和美国/欧洲心脏协会（AHA/ESC）现建议，除非有禁忌，高危房颤患者均应长期口服抗凝药物，并调整剂量，使 INR 在 2～3 之间。国内有关房颤抗凝治疗 INR 的合适范围的随机对照多中心研究正在进行中。日本一项房颤患者脑卒中二级预防试验探讨华法林在预防房颤栓塞中的最适强度。入选 115 例，55 例应用华法林 INR 调节至 2.2～3.5，60 例在 1.5～2.1，随访 685±423 天后试验提前终止，因为传统治疗组严重出血并发症每年 6.6%，显著高于低强度治疗组的 0；而两组缺血性脑卒中的发生率无显著差异，分别为 1.1%/年 1.7%/年。该研究结果对我国抗凝强度的选择有一定提示意义，但由于样本小，欧美并不完全认同。

3. 抗凝治疗进展

Ximelagatran 是新型口服直接凝血酶抑制剂。口服吸收快，并很快转化为具有抗凝活性的 Melagatran。Melagatran 的最大血清浓度和 Ximelagatran 剂量呈线性关系，不受进食和服药时间的影响，与其他药物之间无相互作用，故在治疗过程中不需滴定剂量和监测出凝血时间。2003 年发表的 SPORTIF Ⅲ 研究共入选有一项或多项脑卒中危险因素的房颤患者 3 410 例，随机接受华法林（INR 2～3）或 Ximelagatran（36 mg，2/日），平均随访 17.4 月，脑卒中事件发生率在华法林和 Ximelagatran 组分别为 2.3%/年和 1.6%/年。两组间致命性或致残性脑卒中、死亡和大出血的发生率相同，但 Ximelagatran 组患者中 6% 出现过一过性肝酶升高，该研究表明，固定剂量的 Ximelagatran 和根据 INR 调整剂量的华法林都能有效预防房颤血栓栓塞事件，但由于肝毒性，还未获美国 FDA 批准。

许多房颤患者合并存在冠心病，具有中风和发生心血管事件的双重危险，是否需要同时接受抗凝和抗血小板治疗，目前尚无临床试验回答这一问题。SPORTIF Ⅲ 和 SPORTIF Ⅴ 研究共纳入发生过一次卒中或 TIA 的房颤患者 7 000 多例，当将阿司匹林与抗凝药联合应用时，Ximelagatran 组年事件发生率从 2.5% 增加至 3.8%；华法林组从 2.9% 增加到 5.1%，提示抗凝治疗基础上加用阿司匹林会增加出血并发症，除非是极高危的冠心病患者，不主张阿司匹林和口服抗凝药合用。但美国胸内科医师协会第七次抗栓学会认为，合并冠心病的房颤患者可以同时接受阿司匹林和中等强度的抗凝治疗。

4. 阿司匹林在预防房颤血栓栓塞中的作用

房颤阿司匹林和抗凝试验（Atrial Fibrillation Aspirin and Anticoagulation，AFASAK）比较了华法林、小剂量阿司匹林（75 mg/d）和安慰剂预防房颤血栓事件的作用。1 007 例患者，平均年龄74.2 岁，随机分为华法林、阿司匹林和安慰剂组，平均随访2 年。血栓事件发生率分别为 2.0％、5.5％和 5.5％。严重出血并发症安慰剂和华法林组分别为 0.4％和 0.8％，无明显差别。欧洲房颤试验（European Atrial Fibrillation Trial，EAFT）将有TIA 或轻度脑卒中史的房颤患者随机分为两组：一组服用华法林将INR 调节至 2.5～4.0；另一组采用双盲法给服阿司匹林 300 mg/d 或安慰剂。平均随访 2.3 年后，中风或体循环栓塞发生率华法林组为8.6％/年，阿司匹林组为 15％，安慰剂组为 19％。出血发生率阿司匹林组为0.9％/年，华法林组为 2.8％/年，大多发生于 INR≥5 时。以上两项试验均显示小剂量阿司匹林（75 mg/d 或 300 mg/d）对预防房颤中风无明显效果。

房颤脑卒中预防试验（Stroke Prevention in Atial Fibrillation，SPAF）比较了华法林、阿司匹林（325 mg/d）和安慰剂预防房颤血栓事件的作用。入选 1 330 例，平均年龄 67 岁，符合抗凝要求的627 例随机分为华法林、阿司匹林和安慰剂组，平均随访1.13 年，血栓事件发生率分别为 1.6％、1.6％和 8.3％。不符合抗凝要求的 703 例随机分为阿司匹林组和安慰剂组，平均随访1.3 年，血栓事件发生率分别为 3.2％ 和 6.3％。SPAF-Ⅲ 将1 044 例高危房颤患者随机分为两组：一组服用华法林将 INR 调节至 2～3；另一组服用小剂量华法林将 INR 调节至 1.2～1.5，同时并加用阿司匹林 325 mg/d。平均随访 1.1 年后，中风或体循环栓塞发生率分别为 5.6％年对 8.6％年（P＝0.13）。以上两项研究显示：单用阿司匹林 325 mg/d，或阿司匹林 325 mg/d 加华法林低强度抗凝虽可降低非风湿性房颤患者缺血性中风的危险性，但不如服用华法林、将 INR 调节至 2～3 时的效果好。值得指出的是，约有四分之一的房颤缺血性中风是由于脑动脉血栓形成而不是心房血栓脱落，推测阿司匹林之所以有一定效果，可能与其抗血小板作用降低了脑动脉粥样硬化性血栓形成引起的脑卒中。

综上所述，目前认为小剂量阿司匹林（<300 mg/d）对预防房颤血栓脱落引起的缺血性中风无效，较大剂量阿司匹林（325 mg/d）虽可降低房颤患者中风危险性，但效果不如华法林，仅适应于没有心房血栓栓塞危险因子的低危房颤患者（如孤立性房颤）或华法林禁忌者。

5. 氯吡格雷在预防房颤血栓栓塞中的作用

氯吡格雷是吡啶二磷酸腺苷（ADP）受体阻滞药，能高效抑制血小板活性。许多大规模临床试验证明氯吡格雷与阿司匹林同样安全，但比阿司匹林更有效。氯吡格雷与阿司匹林联合使用可使血管性疾病高危患者的心血管事件发生率进一步降低10%，使急性冠脉综合征（ACS）和经皮冠状动脉介入治疗（PCI）心血管事件发生率降低20%～30%。这些有益作用促使人们设想将其用于房颤的抗血栓治疗。Muller对20例非瓣膜性房颤患者使用阿司匹林300 mg/d加氯吡格雷75 mg/d，结果显示，两者联合可明显抑制血小板聚集、纤维蛋白原受体活性和P选择素释放，延长出血时间。Kamath将70例非瓣膜性房颤患者随机分为华法林治疗组和阿司匹林300 mg/d加氯吡格雷75 mg/d联合治疗组。结果显示，华法林能降低血浆纤维蛋白D-二聚体，凝血酶原片段1+2和β血小板球蛋白，提高血浆可溶性P选择素，但对血小板聚集无明显影响。阿司匹林加氯吡格雷联合治疗能降低血小板聚集，但对血栓形成无明显影响。上述初步研究表明，在预防房颤血栓事件方面，阿司匹林加氯吡格雷联合治疗优于阿司匹林单独治疗，但尚不明确这种联合治疗是否优于华法林。ACTIVE试验将入选14 500例房颤患者，将适合华法林治疗者随机分为华法林组和氯吡格雷加阿司匹林联合治疗组；不适合华法林治疗者随机分为氯吡格雷加阿司匹林联合治疗组和阿司匹林加安慰剂治疗组。该研究将阐明氯吡格雷和阿司匹林联合治疗在房颤血栓防治中的作用。

6. 左心耳封闭术预防房颤血栓栓塞并发症

风湿性心脏瓣膜病房颤患者中，约 60％的心源性血栓来自左心耳，非瓣膜性房颤患者中此比率更高达 90％以上。左心耳具有独特的钩状外型，内膜面肌小梁丰富，高龄高血压可造成左心耳内膜纤维化，从而使得血流易于在左心耳内淤滞和凝固。从 2001 年起，对需要抗凝、但却存在抗凝治疗禁忌的房颤患者，国外多家医学中心探讨经皮植入左心耳封堵装置（PLAATO）或 Amplatzer 房间隔封堵器堵闭左心耳来预防房颤血栓栓塞并发症。

PLAATO 装置由释放导管和堵闭器组成。堵闭器以自膨胀镍钛合金为骨架，骨架上有倒钩，骨架表面覆盖可扩张的多聚四氟乙烯膜，堵闭器膨胀后呈灯笼状。一般选择比左心耳开口直径大 20％～40％的堵闭器（直径 15～32 mm），膨胀后充填于左心耳开口。2005 年发表的 PLAATO 装置堵闭左心耳的可行性报告共入选 111 例具有较高脑卒中发生风险、而又存在华法林抗凝治疗禁忌的非瓣膜病房颤患者。植入成功率为 97.3％，1 例死亡，3 例因心包积血而行心包引流术。平均随访 9.8 月，2 例发生脑卒中。术后 1 个月和半年经食管超声未见堵闭器移位和血栓。研究表明 PLAATO 装置风险低，具有一定可行性。

目前尚未见对左心耳堵闭术和口服抗凝治疗之间进行随机比较的研究报道。

（二）转复与维持窦性心律

1. 房颤转复治疗

（1）药物转复：依布利特（Ibutilide）是具有速效和短效特点的Ⅲ类抗心律失常药。通过增加内向慢钠电流阻滞快速延迟整流钾通道而延长复极。对持续时间 3～45 天的房颤，其转复成功率为 43％，优于普鲁卡因酰胺（51％比 21％）、索他洛尔（44％比 11％）、普罗帕酮等，复律时间仅为 27～33 分钟，并可提高电转复的成功率，扭转性室性心动过速（Tdp）发生率约为 1.7％，以合并心衰、心室肥厚或 EF＜30％者多见。多发生在用药后 12～24 h 内，故用药后应心电监护 24 h。胺碘酮为Ⅲ类抗心律失常药，其优点为致心律失常作用和负性肌力作用小。但起效慢。经静脉用药 1 小时后，与安慰剂比较复律成功率相似，为 17％比 11％；用药 6～8 和 24 小时后，与安慰剂比较复律成功率分别为 56％比 43％、82％比 56％。口服胺碘酮主要用于预防房颤复发，但也有一定转复成功率。

近年发现口服负荷剂量的 Ic 类抗心律失常药，对无心衰、持续时间不超过 1 周的房颤具有良好效果。一次性口服普罗帕酮（Propafenone）600 mg，3 h 和 8 h 后复律成功率为 45％和 76％，安慰剂为 18％和 37％。Khan 等发现顿服大剂量普罗帕酮对近期房颤的转复成功率为 56％～83％。称之为"Pill-in-the-Pocket"。但心衰、起搏与传导功能异常、近期心肌梗死患者为相对禁忌证。普鲁卡因酰胺可阻断旁道前传，并有稳定心房电活动的作用。对心室率不很快、血流动力学较稳定的预激综合征并发房颤者，可首选静脉普鲁卡因酰胺治疗。

（2）电转复：①紧急电复律：当房颤心室率过快而并发低血压、急性严重心衰、难治性心绞痛时，可考虑紧急电复律。预激综合征并发房颤，心房激动经旁道下传，导致极快心室率而出现血流动力学不稳定时，应避免使用任何单纯抑制房室结传导的药物如洋地黄、维拉帕米等，并积极考虑进行紧急电复律。②择期电复律：在决定对持续性房颤进行电转复前，应充分考虑左房大小、房颤持续时间、左室功能、年龄、窦房结功能以及其他暂时不能去除因素（如甲亢、二尖瓣病变等）对复律效果的影响。多年以来，临床上对于房颤持续时间未超过 48 h 者，常不经抗凝治疗而直接电复律。最近一项研究表明该方案是可行的：375 例持续时间未超过 48 h 的房颤患者电复律后，仅 3 例（0.8％）出现栓塞并发症。对于房颤持续时间超过 48 h 者，或不能确定发病时间者，则应在进行电复律前给予充分的抗凝治疗，一般采用华法林将 INR 调控在 2～3 并维持 3 周后再进行电转复，转复为窦性心律后需继续维持抗凝治疗 4 周。近年也有人根据食管心脏超声（TEE）结果来选择房颤转复时机，并取得满意效果。

电转复成功率为 65%～90%，房颤持续时间、左房大小、基础心脏病、体重和肺部疾病以及除颤输出电压、电流波形、胸壁阻抗、电极板大小与位置等，都是影响电复律效果的重要因素。电转复前给予Ⅲ类抗心律失常药依布利特（Ibutilide）可提高转复成功率。新近的一项随机试验发现经静脉注射依布利特 1 mg 后再行电转复的成功率显著高于直接电转复的成功率（100% vs 72%）；对直接电转复失败者，在给予依布利特后再次电复律常可成功。仍不成功或转复后只能维持短暂窦律者，改用经静脉心内电复律可能会有效。

2. 食管心脏超声对房颤转复时机选择的作用

房颤所致的栓子最常见于左心耳。食管心脏超声（TEE）是评估左心耳功能和探测左房血栓的敏感而特异的方法。由于房颤时心房机械协调收缩能力丧失，左心耳血流速度明显降低，这可能是血栓形成重要原因。一般认为血栓的形成大约需要房颤持续48 h。

研究结果显示，采用 TEE 检测左房血栓的敏感性和特异性分别为 92% 和 98%。对左心耳内血栓的检出率也显著高于经胸壁心脏超声心动图。根据 TEE 检查结果来选择持续性房颤转复的时机，可使许多患者避免不必要的复律前抗凝治疗，显著缩短房颤发作到转复的时间，从而提高转复成功率，但不增加复律后卒中和栓塞发生率。ACUTE 试验随机比较 TEE 指导下早期电复律与电复律前后传统的抗凝治疗。共入选房颤持续时间 2 天以上、拟行电复律的患者 1 222 例。TEE 组 549 例患者中，76 例（13.8%）因血栓推迟复律时间。8 周时 TEE 组和传统抗凝治疗组卒中、TIA 以及外周血栓事件复合终点的发生率分别为 0.8% 和 0.5%，无明显差别，提示 TEE 指导下的转复治疗和传统"前三后四"的抗凝治疗具有相似的安全性。

由于上述结果，现美国多数医院已将 TEE 列为房颤转复前的常规检查之一。对持续性房颤经 TEE 证实有左房（耳）血栓者，需先给予抗凝治疗 1 个月后，再行转复治疗。对急性持续性房颤经 TEE 检查未发现心房内血栓或自发性显影，可在给予肝素或低分子肝素治疗后即行复律治疗。然而，据报道 67 例经 TEE 探察左房（耳）无血栓的急性持续性房颤患者，在电复律后 1 天到 1 个月内，3 例（4.7%）出现卒中症状，其原因可能与心功能不全，或复律后左房机械收缩功能未恢复（电－机械收缩分离）有关。故无论 TEE 探察结果如何，急性持续性房颤经复律后均应给予抗凝治疗 4 周。

3. 房颤转复后窦性心律的药物维持治疗

抗心律失常药虽可有效维持房颤转复后的窦性心律，但 1 年内房颤复发率仍高达 50%，大多数复发于转复后头三个月内，提示需要增加剂量或换药。此外，维持窦性心律的药物并不能从根本上改变房颤基础疾病的进展，还有引起致命性心律失常的危险，故窦性心律药物维持治疗不能延长患者的存活时间。因此，在考虑复律和复律后窦性心律药物维持治疗前，应充分考虑上述情况以权衡利弊。

临床上常用的维持房颤转复后窦性心律的药物有Ⅰa 类、Ⅰc 类及Ⅲ类抗心律失常药。

（1）Ⅰa 类抗心律失常药：如奎尼丁、普鲁因酰胺、双异丙吡胺。具有抑制迷走神经张力、增强房室结传导，加快房颤心室率的作用，如在房颤复律前即开始使用该类药物时，需适当伍用其他可抑制房室结传导的药物，以防引起心室率明显增快。随机对照试验表明：服用奎尼丁 1 年后窦性心律的维持率为 50%，对照组为 25%（P<0.001），但是死亡率却高于对照组（总死亡率2.9% vs 0.8%，猝死率 0.8% vs 0.0%），可能与奎尼丁致心律失常作用有关。由于奎尼丁增加死亡率及其他不良反应，目前临床已较少使用。双异丙吡胺具有较强的负性肌力作用和抗胆碱能作用，可加重心功能不全和引起尿潴留等，临床不常用，但对于迷走介导性房颤的效果可能较好。

（2）Ⅰc 类：如普罗帕酮、氟卡胺。可安全而有效地用于心脏结构与功能均正常的房颤患者电复律后窦性心律的维持。必须强调指出的是，CAST 试验证明：Ⅰc 类抗心律失常药增加心肌梗死后患者死亡率，故该类药不宜用于缺血性心脏病房颤转复后窦性心律的维持治疗。此外，由于Ⅰc 类药物常使房颤转变为房扑，并可减慢房扑频率，诱发较高的房室传导比例，从而引起较快的心室率伴差异传导，易被误诊为"室性心动过速"。采用颈动脉窦按摩或腺苷等药物抑制房室结传导可帮助进行鉴别。据认为于用药后第三天进行平板运动试验，可帮助检出该药的致心律失常作用。

（3）Ⅲ类抗心律失常药：在各种抗心律失常药物中，Ⅲ类抗心律失常药胺碘酮对维持多种原因（包括收缩性心力衰竭、心肌梗死和扩张性心肌病）房颤复律后窦性心律的效果最好，且对死亡率无不良影响，甚或还可改善心衰患者的射血分数和存活率。CTAF 以及新近发表的 SAFE 研究都证明胺碘酮维持窦性心律的效果最好。在 CTAF 研究中，胺碘酮治疗一年后，75％的患者无持续时间长于 10 分钟的症状性房颤发作，显著高于普罗帕酮与索他洛尔（Sotalol）的 45％。在 SAFE 研究中，随访 3 年后，胺碘酮组约 40％的患者仍然维持窦性心律，明显高于索他洛尔组的 20％。但是，由于胺碘酮减慢房颤发作时心室率的作用较强，故胺碘酮组有些患者在房颤发作时可无症状，因此而可能高估了胺碘酮维持窦性心律的作用。

然而，尽管胺碘酮在维持窦性心律、改善左室收缩功能及降低死亡率等方面具有较索他洛尔、普罗帕酮等其他抗心律失常药物更优的效果，但其不良反应却不容忽视。近年在有关该药的多项临床试验中，有超过 30％的患者因其不良反应而停止服药，这些不良反应包括：致心律失常（窦性心动过缓、传导阻滞、尖端扭转性室速等）、肺纤维化、药物性肝炎、甲状腺功能异常等。索他洛尔系同时具有 β 受体阻滞作用的Ⅲ类抗心律失常药，其维持房颤复律后窦性心律的效果不如胺碘酮，但与Ⅰa 和Ⅰc 类药物相似，索他洛尔对缺血性心脏病患者死亡率无不良影响，并可有效控制房颤复发时的心室率。

晚近有两个新的Ⅲ类抗心律失常药问世。多非利特

（Dofetilide）可有效维持心衰和心肌梗死患者房颤转复后的窦性心律，其疗效与剂量明显相关，对心衰患者存活时间及死亡率无不良影响。由于该药主要经肾脏清除，故需根据肾脏肌酐清除率来计算其用量。Azimilide 适用于各种心脏病房颤转复后窦性心律的维持，主要经肝脏清除，故用量不需根据肾功能调整。

初始使用抗心律失常药时，心脏不良反应发生率达 13%～20%，多出现在用药后 24 h 内，故在房颤转复成功后，使用窦性心律维持药物的初始 24～48 h，应住院观察和监护，以策安全。

### （三）房颤心室率的控制

心脏房室传导系统正常时，房颤心室率常快而不规则，对心脏收缩和舒张功能有明显影响，并可加重和诱发心肌缺血症状。长期快速的房颤心室反应还可引起心脏扩大和心力衰竭，造成心动过速性心肌病。对房颤心室率的控制治疗，虽不能降低房颤栓塞和中风发生率，但可有效改善症状，提高患者生活质量，是治疗房颤的重要措施之一。特别是控制"心动过速性心肌病"的心室率，不但能有效地改善心室收缩功能，还可逆转心脏扩大。

对于房颤心室率控制效果的评价，过去主要根据休息状态下心室率，现认为还应根据动态心电图和运动试验结果。一般来说，除休息状态下心室率应控制在 60～80 次/min 外，日常中等度体力活动时以及日平均心室率应分别控制在 90～115 次/min 和 80～90 次/min。对某些患者，如快-慢综合征，虽然休息状态下心室率较慢，但活动后心率常很快，应在埋植永久心脏起搏器前提下，采取药物等有效措施控制活动后心室率，以防止心动过速性心肌病的发生。

1. 药物控制房颤心室率

三类不同的药物常被用来控制房颤时的房室传导，它们是洋地黄、钙通道阻滞剂和 β-受体阻滞剂。

（1）洋地黄：是医学史上最早用来控制房颤心室率的药物。常用的地高辛系通过间接提高迷走神经张力来降低房室结传导。

由于其作用机制，地高辛对控制日间和活动后交感神经兴奋时的快速心室率的效果远不如 β-受体阻滞剂和钙通道阻滞剂。目前对于心功能正常、活动量较大或年轻患者，地高辛已不作首选，仅作为 β-受体阻滞剂或钙通道阻滞剂的伍用药物。但由于地高辛具有正性肌力作用，现仍常被用来控制合并有心功能不全的快速性房颤。

（2）钙通道阻滞剂：维拉帕米和地尔硫䓬（Diltiazem）对房室结传导具有同样明显的抑制作用，但后者的负性肌力和血管扩张作用较弱，并可持续静脉输注，用药后平均 7 min 内可达到治疗效果，故临床较为常用。维拉帕米具有阻滞 L 型钙通道作用，可对抗房颤引起的心房不应期的缩短，据认为可降低房颤"围转复期"复发率。由于维拉帕米可提高地高辛血清浓度，故当与地高辛合用时，应注意减少地高辛剂量。

（3）β-受体阻滞剂：可有效抑制房室结传导，并降低心肌梗死患者死亡率和围手术期心肌梗死发生率，特别适用于甲亢、心肌梗死后和围手术期快速性房颤心室率的控制。Esmolol 系超快作用β-受体阻滞剂，其控制房颤心室率效果与维拉帕米相当，并有约50％的房颤转复率。卡维地洛（Carvedilol）不但能够有效控制慢性充血性心衰患者并发房颤时的心室率，还能明显降低这类患者的死亡率，但治疗应从小剂量开始。

最近一项有关洋地黄、β-受体阻滞剂和钙通道阻滞剂等控制房颤心室率效果的对照研究表明：就控制 24 h 平均心室率来说，阿替洛尔（Atenolol）加地高辛效果最佳；其次为地尔硫䓬加地高辛；再次为阿替洛尔、地尔硫䓬；地高辛效果最差。就控制运动后心室率来说，阿替洛尔及阿替洛尔加地高辛效果最佳。

胺碘酮虽可有效控制房颤心室率，但长期服用有一定的不良反应，并增强华法林抗凝效果，故一般不用于慢性房颤心室率控制治疗。

2. 非药物方法控制心室率

包括房室结改良和消融手术，通过选择性射频消融房室结的"慢径"区域，可延长房室结前传有效不应期，达到减慢房颤时心室率，而又不引起完全性 AVB，从而避免埋植永久性人工心脏起搏器，此即所谓"房室结改良"。由于该治疗并不能满意地控制房颤时的心室率和节律，术后患者症状仍可持续存在。此外，约 20％的"房室结改良"患者于术中和术后可出现房室传导阻滞，个别甚至发生尖端扭转性室速（TdP），故现多数医学中心已放弃这一方法，而直接采用导管消融彻底阻断难治快速性房颤患者的房室结传导后埋植永久性人工心脏起搏器，可满意地控制患者的心室频率和节律，术后患者生活质量提高、部分患者降低的左室射血分数和心功能分级改善。

房室结射频消融阻断术操作简便，成功率高，效果肯定，对于抗心律失常药物治疗无效或不能耐受的伴有快速心室率的房颤患者，尤其是高龄或需要同时进行心脏再同步化治疗的房颤患者，是一项可以考虑的二线治疗措施。但是由于房颤并未消除，故仍需继续抗凝治疗。先前的登记资料表明，直流电消融阻断房室结并植入起搏器后，发生猝死的危险性达 5.1％；采用射频能量消融后猝死危险性仍然存在，主要与消融造成室传导阻滞使心室率明显减慢后诱发 TdP 有关。近年将房室结射频消融阻断术后起搏器频率提高至 80～90/次并维持数日—数周，可有效防止上述情况发生。由于房室结射频消融阻断术后，多数患者将永久依赖起搏器，故人们一直担忧其远期作用。新近研究结果表明：房室结消融埋植起搏器治疗对房颤患者的长期存活率并无不良影响，其长期存活率与药物治疗者相似（Ozcan，et，all：NEJM 2001）。而对于有心功能不全的房颤患者，在接受房室结射频消融后，选择行双室同步起搏的效果显著优于右室起搏。

（四）节律或心率控制对房颤死亡率和卒中率的影响

由于缺乏严格设计的临床研究结果，关于节律控制与心率控制二者孰优孰劣，以往一直没有定论。理论上，就降低房颤患者死亡率和卒中率而言，节律控制治疗应优于心率控制治疗，故长期以来大多数医生接受的观点是尽可能使房颤转复为窦性心律。但近年来，随着 AFFIRM、RACE 和 STAF 等比较节律控制与心率控制孰优孰劣的前瞻性随机临床试验的发表，传统以转复并维持窦性心律为目的的治疗策略受到挑战。如 STAF 研究 ［Mortality and Stroke rate in a Trial of Rhythm Control versus Rate Control in Atrial Fibrillation：Results from the Strategies of Treatment of Atrial Fibrillation（STAF）］ 表明：在节律和心率控制治疗组中，死亡率和中风发生率并无显著差异。这是因为，尽管进行多次电复律和使用 4 种以上抗心律失常药，节律控制组仍只有不到 1/3 的患者能够长期有效地维持窦性心律。其余 2/3 的患者因为窦律与房颤反复交替，栓塞的危险性反而增加。由于心律控制组需反复进行电复律和经常调整抗心律失常药物类型和剂量，故平均住院时间较心率控制组明显延长，抗心律失常药物引起的致死性心律失常也更多见。

AFFIRM 试验（The Atrial Fibrillation Follow-up Investigation of Rhythm Management）是目前认为最重要的一项关于房颤治疗的多中心随机对照临床研究。采用死亡、脑卒中作为主要终点来评价节律控制与心率控制孰优孰劣。全部入选患者房颤持续时间＞6 h，并至少伴有一项脑卒中危险因素：包括年龄≥65 岁、高血压、糖尿病、心功能不全或脑卒中史。1995 年—1999 年共入选 4 060 例，平均年龄 70 岁，女性占 39％，合并高血压、糖尿病、心功能不全及有脑卒中史者分别占 71％、20％、23％和 13％。随机分为①心率控制组：接受口服地高辛、阻滞剂或钙拮抗剂等药物控制心室率，其中 85％～95％使用华法林抗凝；②节律控制组：采用电复律和抗心律失常药物维持窦性心律，后者包括胺碘酮（39％）、索他洛尔（33％）、普罗帕酮（10％）。70％使用华法林抗凝。平均随访 3.5 年。结果两组间死亡人数分别为 302 vs 353，脑卒中发生率分别为 5.7％和 7.3％，均无显著统计学差异，即与心率控制组相比，转复并维持窦性心律在改善生存等方面并无优势，在血栓栓塞事件（脑卒中）发生率方面节律控制组有较强的增高趋势，而脑卒中主要发生于停服华法林或抗凝治疗不充分（INR≤2）的患者，结合两组中抗凝治疗的比例不同，可以解释节律控制组脑卒中发生率相对较高，可能与该组因忽视了"无症状性房颤复发"而停用了抗凝治疗有关。Israel 等采用植入式心电监测记录了 110 例患者房颤复发情况和持续时间，随访 42 个月。结果发现持续时间超过 48 h 的房颤在 1/3 的患者是无症状的，即使房颤停止发作 3 个月甚至更长时间后，仍有 16％的患者会再有超过 48 h 的房颤发作。此外，节律控制组住院次数较多，TdP 和因心动过缓继发的心脏骤停也更多见，提示节律控制组死亡率增加与使用抗心律失常药物有关。由于本研究未涵盖年轻或心室率控制不满意的房颤患者，故研究结果仅表明：对于老年和合并上述危险因素的房颤患者，在控制死亡率方面，节律控制至少与心率控制一样有效，在一定程度上，心率控制可能优于节律控制。

其他类似的多中心研究如 RACE 试验（The Rate Control versus Electrol Cardioversion,）也显示节律控制和心率控制治疗组中，死亡率和中风发生率并无显著差异，而因为房颤复发使节律控制组再次住院较多。

综上所述，对于持续性房颤，过去曾建议应给予至少一次复律机会，现认为该建议并不适用于所有患者，而应根据房颤的类型、临床代偿状况和基础心脏病的不同采取不同的措施。对于血流动力学平稳、临床症状不明显、持续时间长、左房明显扩大的"慢性房颤"患者，可首选心率控制治疗，对合并血栓栓塞危险因素者，还应伍以华法林抗凝。对持续性房颤心率控制不满意、症状显著、左房内径≤50 mm、房颤持续时间≤6 个月、年轻、无窦房结功能低下、无其他暂时不能去除因素（如甲亢、二尖瓣病变等）、估计复律后能够较长时间维持窦性心律者，可试行直流电或药物复律，并服用抗心律失常药预防房颤复发至少 3 个月，以帮助逆转房颤所导致的心房电和结构的重构。需要特别指出的是，AFFIRM 等试验的结果虽然具有重要意义，但并不能引申出以下推论，即对于房颤患者而言，窦律无益。因为 AFFIRM 等研究仅仅是两种药物治疗策略的比较，并非两种心律的比较。实际上，上述研究中的心律控制并不理想，有近一半的患者并没有完全恢复窦律。因此 AFFIRM 等研究的结论应限于现阶段房颤抗心律失常药物的策略选择，不能推而广之地认为转复并维持窦性心律不重要。

### （五）心脏手术后房颤的治疗

房颤是心脏手术后的常见并发症。心脏瓣膜手术和心脏冠状动脉搭桥手术后房颤发生率高达 40％～50％，多发生在术后 2～3 天内，可能与围手术期炎症和分泌过量儿茶酚胺有关。在此期间试图转复房颤和维持窦性心律常不易成功，应以 β-受体阻滞剂等药物控制心室率为主。随着炎症消退和儿茶酚胺水平降低，房颤常于术后 2～3 月内自行转复。

心脏手术后房颤常会引起血流动力学不稳定，增加围手术期死亡率，并明显增加住院时间和费用，故受到西方国家医生的高度重视。最近研究表明：根据患者年龄、既往房颤或心衰病史、$V_1$ 导联 P 波（$\geqslant$110 ms）及 P-R 间期（$\geqslant$185 ms）等因素，可准确地预测术后发生房颤的危险性。心脏手术前 1 周服用胺碘酮 200 mg，每日 3 次，术后减量为 200 mg，每天一次，直至出院，可降低术后房颤发生率 50％。β-受体阻滞剂也可降低心脏术后房颤发生率，特别对术前一直服用 β-受体阻滞剂者效果更为明显。荟萃分析表明，与其他 β 受体阻滞剂相比，索他洛尔能更好地降低心脏手术后房颤发生率（12％ vs 22％）。此外，心脏手术后临时心房超速起搏也可有效地降低房颤发生率。8 项临床试验共 860 例患者资料的汇总分析表明，心房起搏治疗组术后房颤发生率显著低于对照组（23％ vs 33％）。

## 七、房颤的根治性手术 (Curative Procedures of Atrial Fibrillation)

### （一）外科迷宫术（maze）

1987 年，Cox 首先介绍心房迷宫手术治疗房颤。该术切除心耳、隔离肺静脉，并通过仔细切割将心房组织分隔成小块、在窦房结和房室结之间形成狭窄通道。已有多项研究证明外科心房迷宫术可有效防治心房颤动，成功率为 70％～90％，手术死亡率 1.0％～1.9％，术后约 6％的患者因并发窦房阻滞而需安置永久心脏起搏器。美国 Mayo Clinic 采用外科迷宫术治疗 37 例平均病史

7 年的房颤患者，术后全部转复窦律。随访 10 个月无复发。虽然外科迷宫手术是现阶段治疗房颤成功率最高的非药物措施，但术式复杂，创伤大，手术时间长，故适应证窄，目前多数中心仅用于一些需要外科手术同时合并房颤的器质性心脏患者，特别是伴有巨大左心房的持续性房颤患者。

（二）导管消融术（Catheter ablation）

自从法国 Haissaguerre 等报道部分房颤起源于肺静脉内局灶性病灶，经导管对肺静脉内局灶性病灶进行射频电流消融可获根治后，国外许多医学中心对此进行了深入的探索。经导管肺静脉局灶性射频电流消融虽然急性成功率较高，但近期复发率单一病灶者为 30％，多个病灶者高达 50％以上，并有约 1％～3％的患者在术后出现症状性肺静脉狭窄，可能与消融能量过高、消融病灶过深（位于肺静脉分支）等有关。有鉴于此以及肺静脉分支内的病灶定位和消融较为困难等原因，一些中心改行肺静脉口节段性低能量（<30 J）、低温度（<55 ℃）消融，即在肺静脉口环形标测电极（Lasso mapping catheter）指导下，消融肺静脉口部最提前的肺静脉电位（PVP），然后根据消融后肺静脉开口部电位激动顺序的改变，依次消融 PVP 最提前的部位，从而阻断左心房与肺静脉的电学连结（电隔离），使肺静脉病灶的电活动不能传出到左心房。此法虽然可有效降低肺静脉狭窄危险性（因为肺静脉口相对较粗，消融后不易造成内径显著变化），但复发率仍然较高。晚近采用 CARTO 或 Ensite/NavX 等三维电解剖标测系统重建左心房和肺静脉的三维电解剖图后，在该图指导下进行环肺静脉前庭与左房线性消融，不但能够将肺静脉狭窄的危险性进一步降低到 1％左右，还可将阵发性房颤消融成功率提高到 80％～90％，将持续性房颤消融成功率提高到 60％～70％，现已成为房颤消融的主流术式，包括单纯依靠三维标测系统指导下的左房线性消融、三维标测系统＋双肺静脉环形电极联合指导下的肺静脉前庭隔离术，以及心腔内超声＋肺静脉环形电极联合指导下的肺静脉前庭隔离术。目的都是隔离左心房与肺静脉的肌性电学连结，同时改良肺

静脉前庭这一维持房颤的最重要部位（肺静脉前庭驱动说）。Ouy-ang 等报道对于阵发性房颤，CARTO 指导下的肺静脉前庭线性隔离术后平均随访 6 个月时的成功率为 95％，而对于电复律无效的永久性房颤中期随访成功率亦高达 80％。除三维标测系统指导下的环肺静脉前庭线性消融外，也有人针对心房内碎裂电位或神经节进行消融，具有一定效果，但一般认为是左房线性消融术的重要补充。

最近有采用超声球囊导管消融肺静脉口，由于圆柱形超声球囊环形消融范围大，能够由表及里地加热组织，组织内部的温度相对恒定，故消融能量与次数均较射频消融少，肺静脉狭窄发生率较低。此外还有采用特殊设计的具有自扩张功能的环形冷冻消融导管消融肺静脉开口部。初步研究结果显示应用该种导管进行肺静脉电学隔离是可行的，且由于冷冻不破坏心脏基质与骨架，故几无引起肺静脉狭窄的危险，但达到有效消融所需时间较长，隔离率仅约 70％，常需要应用普通射频消融导管补点。由于以上两法均只作用于肺静脉口，对肺静脉前庭无作用，故对伴有器质性心脏病的持续性房颤的疗效不理想。目前仅应用于治疗孤立性肺静脉局灶性房颤，有效率约在 60％～70％，长期疗效尚不清楚。

部分房颤患者服用 IC 类或胺碘酮后常转变为房扑。对这部分患者进行右房峡部消融后，常可有效地维持窦性心律，称为药物和消融杂交疗法（Hybrid pharmacologic and ablative therapy）。

**八、心房起搏与心房内除颤**（Atrial Pacing and Intracardiac Atrial Defibrillation Therapy）

**（一）心房起搏**

早就有人发现，病窦患者埋植 VVI 起搏器后，常发展为心房颤动；若埋植 AAI 起搏器则较少发展为房颤。随机研究证明，与 VVI 起搏器比较，AAI 起搏器不但能降低房颤发生率，还可减少心力衰竭和栓塞发生率，从而延长患者存活时间。对于合并存在窦房结功能不全的阵发性房颤患者，在埋植心房起搏器后再使用抗心律失常药物时，常可有效地控制房颤发作。

正常情况下，电冲动在左、右心房内的传导迅速而协调。右房内的电传导时间约为 50 ms，右心房到达左心房的时间为 60～70 ms。当心房扩大或纤维化时，心电活动减慢。当右房的电激动经 Backmann 氏束向左房传导明显延缓时，称为房间传导阻滞。心电图表现为 P 波增宽有切迹，P 波时限≥120 ms。对比研究发现，体表心电图有房间传导阻滞的患者，2 年随访中性快速性心律失常发生率为 94%，而对照组仅 28%。其临床特点是发作频繁、常演变为持续性、抗心律失常药物因加重房间传导阻滞故疗效差。由此提示房间传导阻滞或房内电活动离散是房性快速性心律失常和房颤的重要诱因。近年有人采用右房双部位起搏、双心房起搏、房间隔起搏或 Backmann 氏束起搏、动态超速心房起搏（dynamic atrial overdrive，DAO）以及持续性超速心房起搏（sustained atrial overdrive，SAO）等，试图通过提前激动心房传导缓慢区以加快心房内电传导、消除心房电活动的不一致、延长不应期、抑制异位兴奋，使心房电活动更加同步化，从而达到防治房颤的目的。前瞻性研究表明：对 30 例顽固性房颤和窦房结功能不全的阵发性房颤患者，联合使用右心房双部位（高位右心房和冠状静脉窦口）起搏器与抗心律失常药治疗后，可有效降低房颤发作频率，随访 25～41 月，67% 的患者无房颤复发。新近的研究还发现，右房线性消融后再行心房起搏可明显提高顽固性房颤的药物防治效果。美国房间隔起搏预防房颤研究（Atrial septal lead placement and trial pacing algorithms for prevention of paroxysmal atrial fibrillation，ASPECT）结果显示，与无心房起搏相比，房间隔起搏一个月房性快速性心律失常引起的症状次数减少了 47%。

持续性超速心房起搏时，设置的心房起搏频率比患者自身心率快 10% 以上。设置的超速心房起搏频率越快，自主心率和早搏的发生率越低，从而预防房颤的效果越好。有报道当设置心房起搏频率比患者平均自身心率快 10% 时，在随访 30 天中，22 例阵发性房颤中 14 例没有发作。但持续性超速心房起搏为达到超速抑制目的，常需要持续和快速起搏，电池消耗快，且导致心肌耗氧增加，对缺血性心脏病和"心动过速性心肌病"等不宜。动态超速心房起搏的特点是起搏器可持续检测自身窦性 P 波，并与房性早搏相鉴别。当连续检测到 16 个窦性心律中有 2 次房早出现时，起搏器既自动提高起搏频率直到稍超过早搏的频率，从而达到超速起搏、抑制房早、防止早搏后长间歇以及缩短缩短房内传导时间等目的，不但省能，而且患者更适应，据称能使房颤的发生率降低 35％。

有关双心房或双部位起搏、SAO 和 DAO 的长期疗效尚无定论。一项关于双部位心房起搏预防房颤（DAPPAF：Dual Site Atrial Pacing to Prevent Atrial Fibrillation）的多中心研究目前正在进行中，该研究将比较心房双部位和单一部位起搏对预防房颤的效果。

（二）经静脉心房除颤

对经胸壁电除颤失败的房颤患者，改经右心房与冠状静脉窦（或左肺动脉）电极之间放电，常可获得成功，并可显著降低除颤能量而不需要全身麻醉。据研究，采用双向脉冲波和两个表面面积较大的电极，分别放置于右心房和冠状静脉窦电极或左肺动脉，对不同类型房颤的除颤阈分别为：阵发性房颤 $2.0\pm0.97$（$0.3\sim4.4$）J，成功率 92％；慢性房颤 $3.6\pm1.4$（$0.6\sim6.2$）J，成功率 70％；持续性房颤 $2.8\pm1.0$（$1.1\sim4.4$）J，成功率 89％；诱发性房颤 $1.8\pm1.3$（$0.3\sim4.3$）J，成功率 80％。

（三）患者自控及自动心房除颤器（Patient-activated or automatic atrial defibrillator）

根据"房颤连缀"理论，及时和有效地转复房颤，有利于防止房颤引起的心房电重构，具有维护窦性心律机制的作用。鉴于此，近年 Medtronic 等公司设计制造了自动或患者自控放电的心房除颤器，可高度特异地检出房颤，对某些患者的最低房颤有效转复能量可小于 1 J。51 例药物无效的顽固性房颤患者埋植心房除颤器后，96％的房颤发作被有效地识别和转复，27％的房颤发作需要进行数次放电才能转复，无一例诱发室性心律失常，提示其有较高的安全性和可靠性。患者自控心房除颤器允许患者在房颤发作后，选择适当的时间、地点和麻醉方式，由自己或他人操作体外遥控器进行放电，更加安全，并可减少心房除颤器放电时引起的胸痛不适感和恐惧感。鉴于心房除颤器系创伤性治疗手段，价格昂贵，远期随访约有 1/3 的患者不能耐受因房颤频繁发作而引起的频繁放电，或因除颤阈值升高而失效，故单纯心房除颤器已不再生产，目前有在 ICD 中加入心房除颤功能，用于室速合并阵发性房颤的患者。

# 参考文献

［1］霍勇. 心血管内科常见病临床思路精解［M］. 北京：科学技术文献出版社. 2017.

［2］心血管内科手册［M］. 北京：人民卫生出版社. 2017.

［3］张田生. 临床心脏内科疾病理论与实践［M］. 西安：西安交通大学出版社. 2014.

［4］苏彦超. 心血管内科疾病临床诊疗技术［M］. 北京：中国医药科技. 2016.

［5］张春. 实用心血管内科临床护理手册［M］. 兰州：甘肃科学技术出版社. 2016.

［6］刘红. 心血管内科临床诊断与综合治疗［M］. 长春：吉林科学技术出版社. 2016.

［7］张瑞岩，陶蓉. 心血管疑难病例精选［M］. 北京：人民军医出版社. 2016.

［8］汤凤莲. 临床内科诊治精要［M］. 长春：吉林科学技术出版社. 2016.

［9］尹凤云. 内科疾病学［M］. 长春：吉林科学技术出版社. 2016.

［10］陈灏珠. 实用心脏病学［M］. 上海：上海科学技术出版社. 2016.

［11］丁淑贞，姜秋红. 心血管内科临床护理［M］. 北京：中国协和医科大学出版社. 2015.

［12］宋昱，郭牧，张云强. 心血管内科重症医学理论与实践［M］. 北京：科学技术文献出版社. 2015.

［13］朱秀勤，李帼英. 内科护理细节管理［M］. 北京：人民军医

出版社. 2015.

[14] 郭继鸿，王志鹏，张海澄. 临床实用心血管病学 ［M］. 北京：
北京大学医学出版社. 2015.

[15] 王志敬. 心内科诊疗精萃 ［M］. 上海：复旦大学出版社.
2015.

[16] 李美总. 临床内科常见病诊疗新进展 ［M］. 西安：西安交通
大学出版社. 2015.

[17] 庄建，吴书林. 心血管领域新进展 ［M］. 长沙：中南大学出
版社. 2015.

[18] 姚景鹏，吴瑛，陈垦. 内科护理学 ［M］. 北京：北京大学医
学出版社. 2015.

[19] 杨庭树. 心血管内科 ［M］. 北京：中国医药科技出版社.
2014.

[20] 李学文，任洁，高宇平. 心血管内科疾病诊疗路径 ［M］. 北
京：军事医学科学出版社. 2014.

[21] 宋宜生. 心血管内科常见疾病诊疗策略 ［M］. 天津：天津科
学技术出版社. 2014.

[22] 葛庆峰. 心血管内科疾病规范化诊疗 ［M］. 天津：天津科学
技术出版社. 2014.

[23] 刘艳萍. 现代心血管病护理 ［M］. 郑州：河南科学技术出版
社. 2014.

[24] 葛建国. 心血管疾病用药指导 ［M］. 北京：人民军医出版社.
2014.

[25] 胡国. 心血管内科门诊患者的病种分析 ［J］. 世界临床医学.
2017，（9）：238.

[26] 王婷. 心血管内科重症患者的护理风险评估 ［J］. 世界最新医
学信息文摘. 2017，（42）：177-178.

[27] 谷凌燕. 心血管内科护理风险分析及对策 ［J］. 临床医药文献
杂志. 2017，（16）：3066-3067.

[28] 齐鑫美. 心血管内科护理的风险因素与防范对策 ［J］. 中医药

管理杂志. 2017，（18）：141-142.

［29］雷红菊，邝秀美，罗水仙. 追踪方法学在心血管内科护理管理中的应用［J］. 现代临床护理. 2017，（5）：62-65.